リハビリテーション栄養 Q&A

横浜市立大学附属市民総合医療センター
リハビリテーション科
若林秀隆 編著

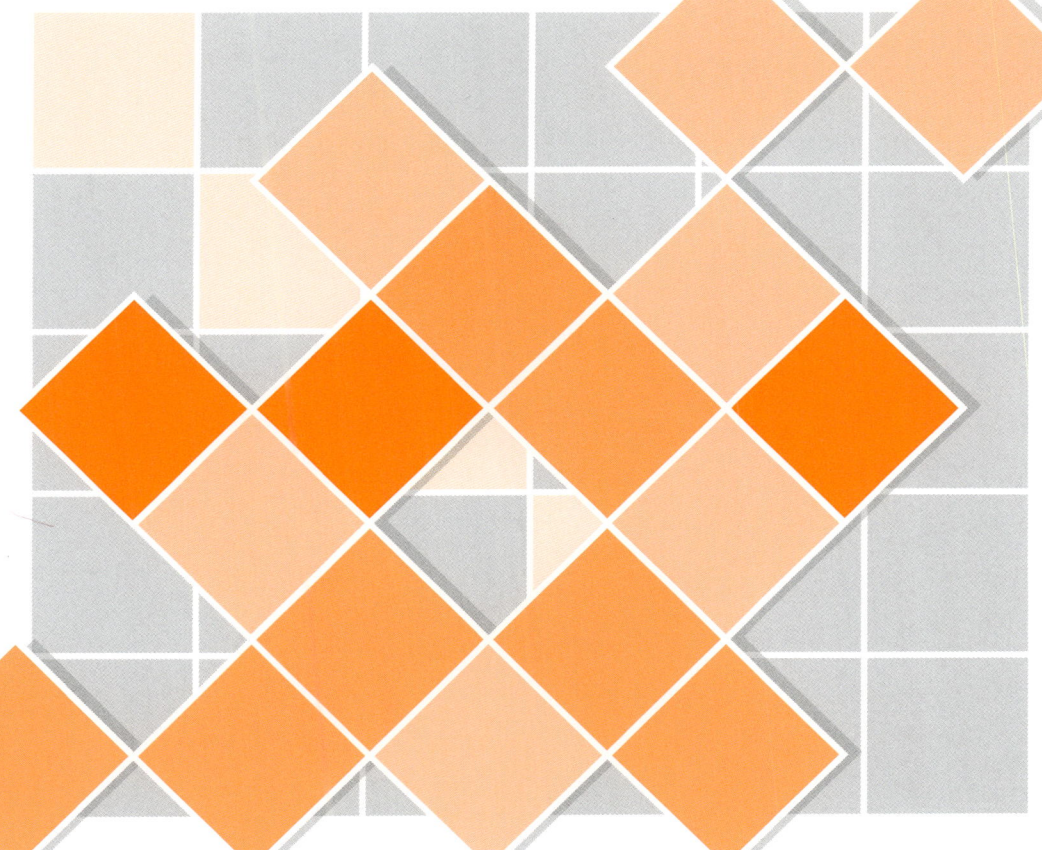

中外医学社

■ 執筆者（執筆順）

若林 秀隆	横浜市立大学附属市民総合医療センターリハビリテーション科
吉村 芳弘	熊本リハビリテーション病院リハビリテーション科
建宮 実和	哺育会浅草病院看護部
石川　淳	KKR高松病院リハビリテーションセンター
宮崎 慎二郎	KKR高松病院リハビリテーションセンター
荒金 英樹	愛生会山科病院消化器外科
佐藤 千秋	昭和大学藤が丘病院臨床病理検査部
藤原　大	宮城厚生協会坂総合病院リハビリテーション科
吉田 貞夫	沖縄リハビリテーションセンター病院内科
鈴木　恵	箕面市立病院リハビリテーション部
西谷　淳	済生会小樽病院リハビリテーション室
森　隆志	一般財団法人脳神経疾患研究所附属総合南東北病院口腔外科
高橋 浩平	戸田中央リハクリニック
金久 弥生	九州歯科大学歯学部口腔保健学科
黄　啓徳	千里中央病院リハビリテーション科／京都大学大学院人間・環境学研究科応用生理学研究室博士課程
宮田　剛	東北大学大学院医学系研究科外科病態学講座先進外科学分野
植木 昭彦	香川医療生活協同組合高松協同病院リハビリテーション科
山川　治	甲斐歯科医院
園田 明子	総合上飯田第一病院リハビリテーション科
吉村 由梨	刀圭会協立病院栄養課
熊谷 直子	横浜市立脳血管医療センター栄養部

序

　『リハビリテーション栄養Q&A』という書籍を中外医学社から出版させていただくことになりました．リハ栄養の言葉やコンセプトは，この数年でリハや栄養の世界では，それなりに普及してきたと思います．一方，リハ栄養の臨床現場での実践は，まだまだ普及していません．その理由の1つに，臨床現場でどのようにリハ栄養を実践すればよいのかに関する知見が少ないことがあります．そこでQ&A形式で，臨床現場での疑問を1つずつ解決できる書籍にしたいと考えました．

　内容は入門編，知識編，実践編の3つに分かれています．入門編は，リハ栄養の実践に欠かせない最低限の考え方・知識・実践に関するQ&Aとしました．知識編は，サルコペニアを中心に，リハ栄養で重要な疾患・障害に関するQ&Aとしました．一部，難易度が高く読みごたえのあるQ&Aも含まれています．実践編は，臨床現場で実際に困ることが多い状況に関するQ&Aとしました．リハ栄養の実践に役立つ内容になっていると考えます．

　今回，日本リハビリテーション栄養研究会の世話人に執筆を依頼しました（研究会ホームページ https://sites.google.com/site/rehabnutrition/）．日本リハ栄養研究会とは，リハ栄養を多職種で，考え，学び，実践していく研究会として，2011年に立ち上げました．2013年8月時点での会員数は，約2700人です．年に1回の学術集会や合宿の他，全国各地でリハ栄養セミナーとリハ栄養フォーラムを開催しています．この書籍を読んでリハ栄養に関心を持った医療人の方は，ぜひ入会していただきたいと思います．入会方法は研究会のホームページを参照してください．日本リハ栄養研究会の会員でなくても学術集会とリハ栄養フォーラムには参加できますので，リハ栄養に興味のある方はこれらの研修会にご参加いただければと思います．今回，執筆を引き受けてくださった日本リハ栄養研究会世話人の皆様に感謝いたします．

　障害者や高齢者には低栄養を認めることが多いため，最適な栄養管理のもとでリハを実施しなければ，最高のパフォーマンスを引き出すことは困難です．不適切な栄養管理のまま，栄養を考慮せずに機能訓練のみ実施すれば，機能改善が難しいのは当然です．低栄養が機能障害の一因となっていることもよくあります．「栄養ケアなくしてリハなし」「栄養はリハのバイタルサイン」「リハと栄養はベストカップル」です．リハ栄養の実践には，多職種によるチーム医療が必要不可欠です．この書籍が，臨床現場におけるリハ栄養とチーム医療の実践の推進となれば幸いです．

　最後に中外医学社の上村裕也さんと鈴木真美子さんには，執筆や編集で大変お世話になりました．心よりお礼申し上げます．

2013年8月

若林秀隆

目次

I 入門編

Q1	リハ栄養とはなんですか．なぜリハで栄養が重要なのですか．	[若林秀隆]	2
Q2	リハをしている人には低栄養が多いのですか．	[吉村芳弘]	3
Q3	低栄養の原因はなんですか．	[建宮実和]	4
Q4	低栄養はどのように評価したらよいですか．	[建宮実和]	5
Q5	低栄養の対処方法は原因によって違うのですか．	[建宮実和]	7
Q6	PT・OTですが，NSTで何をしたらよいですか．PT・OTの役割を教えてください．	[石川 淳，宮崎慎二郎]	8
Q7	リハNSTとはなんですか．	[若林秀隆]	9
Q8	どうやって職場の仲間にリハ栄養の考え方を広めたらよいですか．	[建宮実和]	10
Q9	リハ栄養に興味があります．研究会はありますか．	[若林秀隆]	11
Q10	低栄養の時にレジスタンストレーニングは禁忌ですか．	[若林秀隆]	12

II 知識編

Q11	侵襲の異化期と同化期とはなんですか．なにが違うのですか．	[建宮実和]	14
Q12	悪液質＝ターミナルではないのですか．悪液質のステージ分類を教えてください．	[荒金英樹]	15
Q13	在宅で検査ができません．それでも栄養状態を評価できますか．	[佐藤千秋]	16
Q14	肥満のためにリハが進みにくいことはありますか．	[藤原 大]	17
Q15	肥満パラドックス（obesity paradox）とはなんですか．	[吉田貞夫]	18
Q16	リハをしている人のエネルギー必要量はどのように考えればよいですか．	[藤原 大]	21
Q17	リハをしている人の蛋白必要量はどのように考えればよいですか．	[藤原 大]	22
Q18	メッツ（METs）とはなんですか．	[鈴木 恵]	23
Q19	PT・OTの運動強度がメッツでどのくらいなのかわかりません．何か目安はありませんか．	[鈴木 恵]	24
Q20	Frailty（フレイルティ，虚弱）とはなんですか．	[鈴木 恵]	25
Q21	サルコペニア，ダイナペニア，ミオペニアはどう違うのですか．	[西谷 淳]	27
Q22	サルコペニアの診断基準を教えてください．	[西谷 淳]	29
Q23	サルコペニアにはどう対処したらよいですか．	[西谷 淳]	31
Q24	サルコペニアには分岐鎖アミノ酸がよいのですか．	[西谷 淳]	32
Q25	サルコペニアにはビタミンDは有効ですか．	[吉田貞夫]	33
Q26	サルコペニアと骨粗鬆症は合併しやすいのですか．	[西谷 淳]	34

Q27	サルコペニアにカロリー制限は有用ですか.	[西谷 淳]	35
Q28	サルコペニア肥満とはなんですか. どう対処したらよいですか.	[西谷 淳]	36
Q29	サルコペニアで嚥下障害になることがあるのですか.	[森 隆志]	38
Q30	サルコペニアでは呼吸筋も障害されるのですか. また, 呼吸筋トレーニングは有効なのですか.	[宮崎慎二郎]	39
Q31	大腿骨近位部骨折の後に嚥下障害になることがあるのはなぜですか.	[高橋浩平]	41
Q32	Presbyphagia (老嚥) とはなんですか.	[金久弥生]	42
Q33	口腔機能は低栄養の時に低下するのですか.	[森 隆志]	44
Q34	持久力低下の原因はなんですか.	[黄 啓徳]	46
Q35	全身持久力低下にはどう対処したらよいですか.	[黄 啓徳]	47
Q36	ICUAW とはなんですか. 廃用症候群とは違うのですか.	[高橋浩平]	48
Q37	Muscle quality とはなんですか. 改善できますか.	[高橋浩平]	50
Q38	ERAS, ESSENSE とはなんですか.	[宮田 剛]	51
Q39	Prehabilitation とはなんですか.	[高橋浩平]	52
Q40	ロコモティブシンドロームで栄養は重要ですか.	[若林秀隆]	53
Q41	回復期リハ病棟での栄養管理は, 急性期や維持期と違いますか.	[吉村芳弘]	54
Q42	筋緊張が高い人や不随意運動を認める人はやせやすいのですか.	[植木昭彦]	55
Q43	運動療法には抗炎症作用があるのですか.	[宮崎慎二郎]	56
Q44	EPA とはなんですか. 悪液質にはよいのですか.	[荒金英樹]	58
Q45	知的障害の人には肥満やサルコペニアが多いのですか.	[山川 治]	59
Q46	重度心身障害者で痩せている人が多いのはなぜですか.	[山川 治]	60
Q47	廃用症候群の患者には低栄養が多いのですか.	[若林秀隆]	61
Q48	脳血管疾患の人には低栄養が多いのですか.	[金久弥生]	62
Q49	大腿骨近位部骨折の人には低栄養が多いのですか.	[高橋浩平]	63
Q50	低ナトリウムなどの電解質異常とリハの効果は関連がありますか.	[佐藤千秋]	64
Q51	インスリン抵抗性に対するリハと栄養のエビデンスはありますか.	[吉田貞夫]	65
Q52	食事摂取困難ですが, アルブミン値 3.4 だから栄養状態は悪くないといわれました. 積極的なリハを行って大丈夫でしょうか.	[園田明子]	67
Q53	リハ室まで歩ける患者ですが, 栄養状態が悪いから筋トレできないといわれました. 食事は十分摂れているのですが, なぜでしょうか.	[園田明子]	68
Q54	下肢切断後の体重評価, 栄養必要量の設定はどう考えればよいでしょうか.	[吉田貞夫]	69
Q55	管理栄養士です. リハカンファレンスに参加したいのですが, どうしたらよいですか.	[吉村由梨, 吉田貞夫]	71
Q56	PT・OT です. NST に参加したいのですが, 上司が 21 単位 (1 単位＝20 分) やってから参加しなさいといいます. どうしたらよいですか.	[石川 淳, 宮崎慎二郎]	72
Q57	歯科医師・歯科衛生士です. リハ栄養カンファレンスで自分たちの専門性をどういかしていけばよいですか.	[山川 治]	73

III 実践編

Q58	低栄養の時はどの程度活動すればよいのですか.	[若林秀隆]	76
Q59	嚥下リハで経口摂取可能になりましたが，1日エネルギー必要量に届かない時はどうしますか.	[森　隆志]	77
Q60	サルコペニアでも慢性腎臓病（CKD）の場合には低蛋白食にするべきですか.	[黄　啓徳]	79
Q61	低栄養でも糖尿病の場合にはエネルギー制限食にすべきでしょうか.	[吉田貞夫]	80
Q62	リハ栄養で有用な検査項目はなんですか．検査値の見方を教えてください.	[佐藤千秋]	82
Q63	リハ栄養で注意したほうがよい薬剤はありますか.	[藤原　大]	83
Q64	サルコペニアでも肝硬変の場合には安静にすべきですか.	[若林秀隆]	84
Q65	機能訓練中〜直後に栄養剤を飲むメリットはなんですか.	[植木昭彦]	85
Q66	機能訓練中〜直後に栄養剤を飲ませたいのですが，コストはどうしたらよいですか.	[植木昭彦]	86
Q67	どんな人に機能訓練中に栄養剤を飲んでもらうのがよいですか.	[植木昭彦]	87
Q68	がんの人があまり食事を摂取できないのはなぜですか．どうしたらよいですか.	[荒金英樹]	88
Q69	がんの人には積極的に運動を行った方がよいですか.	[高橋浩平]	90
Q70	がんの refractory cachexia（不応性悪液質）のリハ栄養管理はどうしたらよいですか.	[荒金英樹]	91
Q71	重度心身障害者の偏食・拒食にどう対処したらよいですか.	[山川　治]	92
Q72	重度心身障害者の麻痺の違いによるリハ栄養管理の注意点はありますか.	[山川　治]	93
Q73	認知症の方が食事を食べてくれません．どうしたらよいですか.	[吉田貞夫]	94
Q74	誤嚥性肺炎を発症した場合のリハ栄養管理はどうしたらよいですか.	[吉村由梨, 吉田貞夫]	95
Q75	誤嚥性肺炎患者の急性期の栄養管理（栄養ルート，エネルギー量）はどうしたらよいですか.	[吉村由梨, 吉田貞夫]	97
Q76	小脳出血で嘔気・嘔吐があり，食事が進まない患者のリハ・栄養ケアはどうしたらよいですか.	[若林秀隆]	99
Q77	脳卒中後にうつを合併しやすいのですか．どう対応したらよいですか.	[藤原　大]	100
Q78	栄養モニタリングはどの指標を，どんな間隔で再評価したらよいですか.	[佐藤千秋]	101
Q79	レジスタンストレーニングにおける蛋白質の摂取方法として，効率のよい内容と量とタイミングはありますか.	[宮崎慎二郎]	102
Q80	有酸素運動と筋トレのうまい組み合わせ方はありますか.	[黄　啓徳]	104
Q81	腎機能低下（軽度〜中等度）のあるサルコペニアの方のリハ栄養管理はどうしたらよいですか.	[黄　啓徳]	105
Q82	気管切開があり，機能訓練をしている患者の水分管理はどう考えたらよいですか.	[吉田貞夫]	106
Q83	経管栄養で胃内容物が逆流・残留する場合の栄養管理はどうしたらよいですか.	[吉田貞夫]	107

Q84	リハの効果を高めるにはどのような経管栄養剤や補助食品がよいですか．	[植木昭彦]	108
Q85	イレウス（腸閉塞）の症例のリハ栄養管理はどうしたらよいですか．	[吉田貞夫]	110
Q86	COPDの人工呼吸器離脱に難渋しています．栄養ルートの選択とリハプランはどうしたらよいですか．	[高橋浩平]	112
Q87	COPDで体重減少が著しく，いくら食べても体重が増加しません．どうしたらよいですか．	[高橋浩平]	114
Q88	末梢静脈栄養で1日300 kcalしか投与していませんが，口腔・嚥下の筋トレはやっても大丈夫ですか．	[若林秀隆]	115
Q89	回復期リハ病棟を退院後に低栄養，低ADLで再入院される方がいます．在宅でのリハ栄養をどうしたらよいですか．	[吉村芳弘]	116
Q90	リハをしている糖尿病の方の食事単位は，どのように決めたらよいですか．	[吉村由梨，吉田貞夫]	117
Q91	ゼリー訓練中の誤嚥性肺炎患者ですが，認知症もあり，経鼻経管チューブを自己抜去しました（胃ろうは家族が拒否）．あと2〜4週間くらいリハをしたら代替栄養なくミキサー食を食べられそうなのですが，その間どう栄養管理をしたらよいですか．	[園田明子]	118
Q92	浸出液の多い褥瘡や熱傷の方のリハ栄養管理はどうしたらよいですか．	[吉村芳弘]	120
Q93	入院中に急性感染症に罹患して隔離対策となった方へのリハ栄養で，注意すべき点はありますか．	[吉田貞夫]	121
Q94	誤嚥性肺炎をくり返すため経静脈栄養のみとしましたが，肺炎は再発し，リハの中断が続いています．どう対処すればよいでしょうか．	[熊谷直子]	122
Q95	高齢者の肥満（25≦BMI＜35）の患者も，若い人と同じように積極的に減量した方がよいのでしょうか．	[熊谷直子]	123
Q96	減量時のNPC/Nの設定方法と，その評価法の目安があったら教えてください．	[熊谷直子]	125
Q97	回復期リハ病棟であるため，血液検査をなかなかオーダーしてくれません．血液検査以外にリハ栄養を評価する指標を教えてください．	[吉村芳弘]	127
Q98	リハ栄養アセスメントとして身体測定を実施，評価する上で，注意しなければならない点はありますか．	[熊谷直子]	128
Q99	食事の時は義歯を装着していますが，日常生活やリハ実施時は義歯をつけていなくても支障ありませんか．	[金久弥生]	130
Q100	高度栄養障害患者に対して栄養療法を開始する場合，注意すべき点はありますか．	[熊谷直子]	131

索引 ………………………………………………………………………………… 134

I 入門編

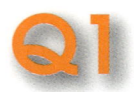 リハ栄養とはなんですか．なぜリハで栄養が重要なのですか．

> **A1**　　　　　　　　　　　　　　　　　　　　　　　　　　　　　　　　　　　　若林秀隆
> リハ栄養とは，栄養状態も含めて国際生活機能分類で評価を行ったうえで，障害者や高齢者の機能，活動，参加を最大限発揮できるような栄養管理を行うことである．

　リハを行っている患者には低栄養が多い．たとえば，施設別に低栄養の高齢者の割合を調査した論文では，病院38.7％，老人ホーム13.8％，在宅5.8％，リハ施設50.5％であった[1]．低栄養の患者に栄養を考えずにリハだけ行っても，十分な効果が得られないどころか逆効果になることさえある．

　国際生活機能分類の心身機能の中には，摂食機能，消化機能，同化機能，体重維持機能，全般的代謝機能，水分・ミネラル・電解質バランスの機能といった栄養関連の項目が含まれている．つまり，栄養障害は機能障害の1つであり，片麻痺，嚥下障害，高次脳機能障害などの機能障害と同様に，リハでは必ず評価すべきである．

　リハ栄養の主な内容は，低栄養や不適切な栄養管理下におけるリスク管理，リハの時間と負荷が増加した状況での適切な栄養管理，筋力・持久力などをより改善させる栄養管理の3つである．リハ栄養は，スポーツ栄養学や運動栄養学の考え方をリハに応用したものといえる．

　リハ栄養評価のポイントは，以下の5つである[2]．

- 栄養障害を認めるか評価する．何が原因か評価する．
- 広義のサルコペニア（ミオペニア）を認めるか評価する．何が原因か評価する．
- 摂食・嚥下障害を認めるか評価する．
- 現在の栄養管理は適切か，今後の栄養状態はどうなりそうか判断する．
- 機能改善を目標としたリハ（レジスタンストレーニングや持久力増強訓練）を実施できる栄養状態か評価する．

　栄養も含めた全身状態と栄養管理の内容によって，今後の栄養状態を改善，維持，悪化のいずれかと予測する．たとえば今後の栄養状態が悪化すると予測される場合，レジスタンストレーニングや持久力増強訓練を行うと低栄養が悪化する．その結果，筋肉量や持久力はかえって低下するため，これらの訓練は原則として禁忌となる．この場合，機能維持を目標した機能訓練（関節可動域訓練，呼吸訓練，座位・立位訓練，ADL訓練，短距離・低負荷の歩行訓練など）を行う．

　レジスタンストレーニングや持久力増強訓練を実施してよいのは，今後の栄養状態が改善もしくは維持すると予測される場合である．つまり，栄養状態を評価しなければ，どのような機能訓練を行えばよいか本来，判断することはできない．そのため，「栄養ケアなくしてリハなし」，「栄養はリハのバイタルサインである」．

文献
1) Kaiser MJ, Bauer JM, Rämsch C, et al. Frequency of malnutrition in older adults: a multi-national perspective using the Mini Nutritional Assessment. J Am Geriatr Soc. 2010; 58: 1734-8.
2) 若林秀隆．リハビリテーション栄養アセスメント．In：若林秀隆，編．リハビリテーション栄養ハンドブック．1版．東京：医歯薬出版；2010．p.91.

Q2 リハをしている人には低栄養が多いのですか.

A2 ………………………………………………………………………………………… 吉村芳弘

リハを行っている高齢者には低栄養が多い．特にリハが質・量ともに十分に行われるべき回復期リハ病棟は低栄養の好発地帯である．

　65歳以上の高齢者の血中アルブミン値を比較した調査研究では，在宅や高齢者施設，医療療養病床等に比べ回復期リハ病棟では血中アルブミン値が低いことが明らかになった（在宅4.2 g/dL，高齢者施設3.7 g/dL，医療療養病棟3.3 g/dL，回復期リハ病棟3.1 g/dL，など）（図1）[1]．

　若年の運動器疾患のリハ患者では，機能訓練に支障がない栄養状態のことが多い．しかし，高齢化や医師の臨床栄養に関する知識や興味不足などの影響で，実際にリハを行っている患者の多くは低栄養状態である．低栄養の原因としては，飢餓，侵襲（急性疾患，外傷），悪液質（慢性疾患）に大きく分類できる．詳細は他項に譲るが，いずれもリハ高齢者に頻発する原因であることを強調したい．

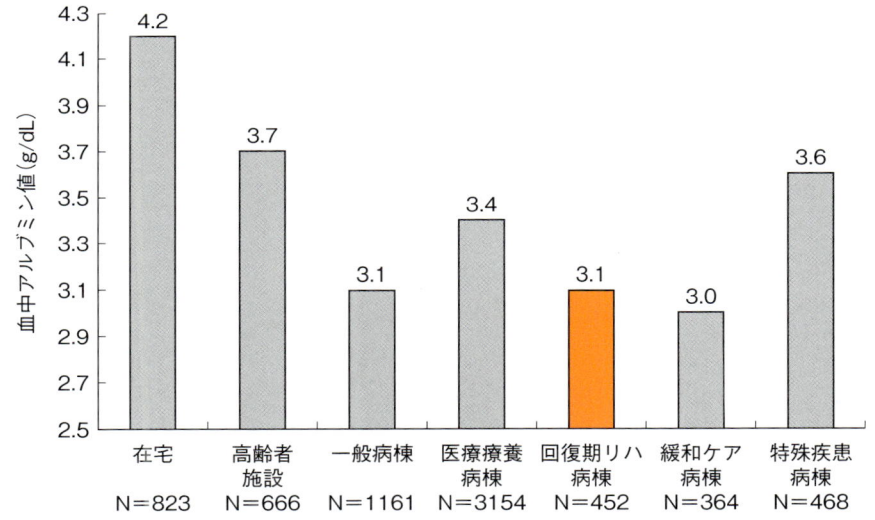

図1 ● 桜十字病院入院および附設の高齢者施設入所・外来通院患者の血中アルブミン平均値（年齢：65歳以上，調査期間：2011年4月～2012年3月）

文献 1) 吉村芳弘. サルコペニアの早期発見・治療　病院—回復期リハビリテーション病棟. In: 葛谷雅文, 他編. 栄養・運動で予防するサルコペニア. 1版. 東京: 医歯薬出版; 2013. p.49.

 低栄養の原因はなんですか．

> **A3** 建宮実和
> 侵襲，悪液質，飢餓，の3つの原因がある．低栄養の場合，糖質，脂質，蛋白質といった栄養素の同化（合成）よりも，異化（分解）が亢進していることが多い．つまり，自分の筋肉を分解して生命維持に必要なエネルギーを得るという状態にある．

アメリカ栄養士会とアメリカ静脈経腸栄養学会の成人低栄養を判断するためのコンセンサス論文では，低栄養の原因を以下の3つのタイプに分類している[1]．
　① Malnutrition in the Context of Acute Illness or Injury（急性疾患に関連した低栄養）
　② Malnutrition in the Context of Chronic Illness（慢性疾患に関連した低栄養）
　③ Malnutrition in the Context of Social or Environmental Circumstances（社会生活環境に関連した低栄養）
慢性の定義として疾患が3カ月以上継続する場合としている．
この3タイプは①侵襲，②悪液質，③飢餓と同義と考える．

①**急性疾患，損傷（侵襲）に関連した低栄養**：侵襲とは，手術，外傷，感染症，熱傷など，生体の内部環境の恒常性を乱す可能性がある刺激のことをいい，CRP（C-reactive protein）の急性上昇が目安となる．侵襲時は，エネルギー消費量が増加する．しかし，侵襲時に多くの外因性エネルギー（経静脈栄養，経腸栄養）を投与しても筋肉の分解を抑制することはできない．むしろ過栄養は栄養ストレスとして骨格筋の蛋白分解を促進させるといわれている．

②**慢性疾患（悪液質）に関連した低栄養**：がんやCOPD，心不全，腎不全，肝不全，膠原病など，慢性的な軽中度の炎症によって低栄養が生じる．これらの原因疾患のほかに，①6カ月以内に5％以上の体重減少，②慢性・再発性の全身性炎症反応，③食思不振，もしくは食思不振に関連した症状があれば，悪液質と判断できる[2]．早期に診断して生命予後やQOLを改善する必要がある．悪液質では，原因疾患のコントロールが最も重要．適切なエネルギー摂取だけでは栄養状態の改善は難しいことが多い．

③**社会生活環境（飢餓）に関連した低栄養**：エネルギー摂取量がエネルギー消費量より少ない状態が続き，栄養不良となることを飢餓という．日本の病院施設にも飢餓の患者は相当数存在している．肝臓に貯蔵されたグリコーゲンは24時間程度で枯渇するため，筋肉や腸管の蛋白質を分解（異化）して，グルコースを合成し，生命維持のためのエネルギーとする（糖新生）．こうして徐々に蛋白質が失われていくことにより窒素死，つまり餓死に至る．

リハ栄養では，3つの病態のどれに該当するかを考えて，それに見合った栄養管理とリハを行う．臨床的にはCRP 0.3～0.5 mg/dL以上が3カ月以上続けば悪液質，短期のCRP高値を認めれば侵襲，CRP陰性であれば飢餓とするのが1つの目安である．

文献
1) White JV, Guenter P, Jensen G, et al. Academy Malnutrition Work Group; A.S.P.E.N. Malnutrition Task Force; A.S.P.E.N. Board of Directors. Consensus statement: Academy of Nutrition and Dietetics and American Society for Parenteral and Enteral Nutrition: characteristics recommended for the identification and documentation of adult malnutrition (undernutrition). JPEN J Parenter Enteral Nutr. 2012; 36: 275-83.
2) 若林秀隆．低栄養の病態とリハビリテーション．総合リハ．2011; 39: 449-54.

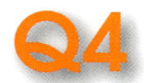 低栄養はどのように評価したらよいですか.

> **A4** 建宮実和
> リハを行うすべての患者に栄養スクリーニングが必要である．低栄養の程度と原因をアセスメントし，一時点の数値だけでなく，以前からの栄養状態の推移も併せて評価することが必要である．

アメリカ栄養士会とアメリカ静脈経腸栄養学会の成人低栄養を判断するためのコンセンサス論文では，以下の6項目のうち2項目以上に該当する場合を低栄養の診断として推奨している．これらの程度によって，低栄養の程度を重度でない（軽中度）と重度の2つに分類している（表1〜3)[1]．

- Insufficient energy intake（エネルギー摂取不十分）
- Weight loss（体重減少）
- Loss of subcutaneous fat（皮下脂肪減少）
- Loss of muscle mass（筋肉量減少）
- Localized or generalized fluid accumulation that may sometimes mask weight loss（浮腫）
- Diminished functional status as measured by handgrip strength（握力測定による機能低下）

表1 ● Malnutrition in the Context of Acute Illness or Injury（侵襲）

	軽中度	重度
エネルギー摂取不十分	75％未満の摂取量が1週間以上	50％以下の摂取量が5日間以上
体重減少	1週間：1〜2％ 1カ月：5％ 3カ月：7.5％	中等度を越える場合
皮下脂肪減少	軽度減少	中等度減少
筋肉量減少	軽度減少	中等度減少
浮腫	軽度浮腫	中等度から重度浮腫
機能低下（握力）	適用なし	ある程度低下

表2 ● Malnutrition in the Context of Chronic Illness（悪液質）

	軽中度	重度
エネルギー摂取不十分	75％未満の摂取量が1カ月以上	75％以下の摂取量が1カ月以上
体重減少	1カ月：5％ 3カ月：7.5％ 6カ月：10％ 1年：20％	中等度を越える場合
皮下脂肪減少	軽度減少	重度減少
筋肉量減少	軽度減少	重度減少
浮腫	軽度浮腫	重度浮腫
機能低下（握力）	適用なし	ある程度低下

表3 ● Malnutrition in the Context of Social or Environmental Circumstances（飢餓）

	軽中度	重度
エネルギー摂取不十分	75%未満の摂取量が3カ月以上	50%未満の摂取量が1カ月以上
体重減少	1カ月：5% 3カ月：7.5% 6カ月：10% 1年：20%	中等度を越える場合
皮下脂肪減少	軽度減少	重度減少
筋肉量減少	軽度減少	重度減少
浮腫	軽度浮腫	重度浮腫
機能低下（握力）	適用なし	ある程度低下

　悪液質による低栄養と，飢餓による低栄養では，エネルギー摂取不十分の項目以外，すべて同じ基準である．慢性炎症を生じる可能性のある慢性疾患の有無で，どちらか（もしくは両方か）を判定することになる．また，3つとも合併する可能性もある．

　検査データは上記6項目に含まれていない．また，炎症マーカーとして特定の検査項目の使用は推奨されていない．ただ，臨床的には白血球数やCRPで判断することになると考えられる．

　現在，リハの目標に関する栄養状態の具体的な数値基準はないが，アルブミン2.5 mg/dL以下，BMI 16以下のような重度の栄養障害でも，エネルギー摂取量が十分で，栄養状態が改善している場合には，健常時体重と比較して明らかな体重減少がなければ，機能改善を目標にできるといわれている[2]．一時点の数値だけでなく，以前からの栄養状態の推移も併せて評価することが必要である．

文献
1) White JV, Guenter P, Jensen G; Academy Malnutrition Work Group; A.S.P.E.N. Malnutrition Task Force; A.S.P.E.N. Board of Directors. Consensus statement: Academy of Nutrition and Dietetics and American Society for Parenteral and Enteral Nutrition: characteristics recommended for the identification and documentation of adult malnutrition (undernutrition). JPEN J Parenter Enteral Nutr. 2012; 36: 275-83.
2) 若林秀隆．低栄養の病態とリハビリテーション．総合リハ．2011; 39: 449-54.

 低栄養の対処方法は原因によって違うのですか．

> **A5** 建宮実和
>
> 低栄養の原因によって対処は違う．臨床では低栄養の原因が1つだけとは限らない場合が多い．患者の病態を評価し，優先順位やタイミングをみて対処することが必要である．

　低栄養の原因を①侵襲，②悪液質，③飢餓として，それぞれの対処について示す．

　①高度の侵襲では1日250g以上のアミノ酸が供給される．そのすべてが筋肉から供給される場合，1日1kg以上の筋肉量の減少となる．異化時にレジスタンストレーニングを行っても逆効果である．軽度～中等度では，侵襲前の栄養状態と侵襲の程度の把握が適切な訓練プログラムの立案に必要である[1]．エネルギー消費量は，筋肉の蛋白質や脂肪が分解することで内因性エネルギーの供給量が増加するため，外因性エネルギー＋内因性エネルギー＝エネルギー消費量となればよい．侵襲時に多くの外因性エネルギーを投与しても，筋肉の蛋白質の分解を抑制することはできない．むしろ，過栄養はノルエピネフリンの分泌を増加させることにより，栄養ストレスとして骨格筋の蛋白分解を促進させる[2]．侵襲時の栄養管理として急性期の極期は6～15kcal/kg/day，慢性期に移行した場合は6～25kcal/kg/dayのエネルギーを投与するという目安がある[2]．ただし，侵襲時にどの程度の内因性エネルギーが供給されているかを調べる方法がないため，最適な外因性エネルギー投与量は不明である．侵襲時に最も大切なことは侵襲の原因疾患の治療である．

　悪液質の場合，適切なエネルギー摂取量を投与するだけでは栄養改善は困難である．原因疾患に対する治療をしっかりと行い，適切な栄養管理，廃用予防を目的とした運動，n-3系脂肪酸のエイコサペンタエン酸などの抗炎症作用・抗酸化作用のある食品，薬剤の使用を検討する．運動療法（有酸素運動，筋力増強訓練）には抗炎症作用がある．運動で慢性炎症を改善できれば，食欲と栄養状態の改善を期待できる（表1）[3]．

　③飢餓の時は，体外からのエネルギー供給が不足しているため，体内の糖質・脂質・蛋白質を分解することで，生存に必要なエネルギーを産生している．飢餓のみの低栄養であれば，5大栄養素をバランスよく十分にエネルギー摂取することで，栄養状態は改善される．廃用予防に2～3メッツの軽い運動療法を併用することで脂肪による体重増加を防ぐことが必要である．

表1 ● 悪液質の慢性炎症を運動で改善させる運動仮説モデルのメカニズム

1. 運動で抗炎症性サイトカインの分泌が増加し，炎症性サイトカインと拮抗することによる筋蛋白分解の抑制
2. 抗炎症性サイトカインによる筋蛋白合成の増加
3. 運動で男性ホルモンの分泌が増加することによる筋蛋白合成の増加

文献
1) 若林秀隆．侵襲時の代謝．In: 若林秀隆，編．リハビリテーション栄養ハンドブック．1版．東京：医歯薬出版；2010. p.52-4.
2) 寺島秀夫，只野惣介，大河内信弘．周術期を含め侵襲下におけるエネルギー投与に関する理論的考え方—既存のエネルギー投与量算定法からの脱却．静脈経腸栄養．2009; 24: 1027-43.
3) Battaglini CL, Hackney AC, Goodwin ML. Cancer cachexia: muscle physiology and exercise training. Cancers. 2012; 4: 1247-51.

 **PT・OT ですが，NST で何をしたらよいですか．
PT・OT の役割を教えてください．**

A6 ── 石川　淳，宮崎慎二郎
栄養管理を行う上で，エネルギー消費量や必要量を算出するが，それらには患者の身体活動状況やリハ状況を考慮する必要がある．そのため，PT・OT はそれらの情報を NST へ提言する役割がある．

　患者の身体活動状況やリハの内容および実施時間は患者ごとに異なるため，エネルギー消費量や必要量もそれらに合わせて変化する[1]．そのため，理学療法士（physical therapist：PT）・作業療法士（occupational therapist：OT）は患者の身体機能や ADL を把握し，リハの実施状況を栄養サポートチーム（nutrition support team：NST）へ提言する必要がある．さらに，筋緊張異常や不随意運動の有無によっても身体活動量が異なるため，活動係数を増減する必要がある．痙縮や固縮による筋緊張の亢進や不随意運動を認める場合は，活動係数をそれぞれ 0.1 程度高く設定し，弛緩性麻痺で筋緊張が低い場合は，0.1 程度低く設定する．ただし，活動係数の増減を行う場合，十分な栄養モニタリングが必要となる[2]．NST はそれらの情報を基に，患者のエネルギー消費量・必要量を算出し栄養管理を実施する．また，PT・OT はエネルギー摂取量などの栄養管理経過を基に栄養状態を評価し，リハの内容や実施時間を見直す必要がある．これらを考慮せずに，エネルギーが不足した状態で機能改善を目的としたリハを実施しても，十分な効果が得られないばかりか，さらに低栄養を悪化させる[3]．そのような場合は，機能維持を目的としたリハに留め，まずは投与エネルギー量の増量や各種病態に応じた栄養補助食品の追加など，栄養管理の見直しを NST に提言することも必要である．これらのことから，患者の栄養状態に応じたリハ，身体機能に応じた栄養管理を実施し，リハの効果を最大限引き出せるよう努める必要がある．

　その他にも NST 介入患者では，嚥下障害に伴い，誤嚥性肺炎を呈する患者が多く，嚥下評価の実施や嚥下訓練が必要とされる．言語聴覚士（speech-language-hearing therapist：ST）の在籍している施設では，PT・OT は主に摂食姿勢や摂食環境の調整，排痰など呼吸リハを中心とした介入が求められるが，ST の在籍していない施設では，PT・OT による職種の壁を越えた，より専門的な嚥下評価・嚥下訓練の介入も求められることがある．また，低栄養患者では身体機能の低下や ADL の低下から，褥瘡を合併することもあり，栄養管理に加え PT・OT による関節可動域訓練や除圧のためのポジショニング・シーティングなどの介入も必要となる．

1) 大川貴正．NST（栄養サポートチーム）での理学療法士の役割．In：高橋仁美，他編．臨床アプローチ急性期呼吸理学療法．1 版．東京：メジカルビュー社；2010．p.209-11．
2) 若林秀隆．管理栄養士のためのリハビリテーション栄養ワンポイント教室 第 3 回メッツ・活動係数とリハビリテーション栄養．Nutrition Care．2012; 5: 1005-7．
3) 若林秀隆．栄養不良時のリハビリテーション．In：若林秀隆，編．PT・OT・ST のためのリハビリテーション栄養—栄養ケアがリハを変える．1 版．東京：医歯薬出版；2010．p.19-22．

Q7 リハNSTとはなんですか.

A7 若林秀隆

リハNSTとは，リハ栄養を実践している医療チームである[1]．急性期，回復期，維持期（生活期）によって，リハNSTの最適なチーム形態と活動方法がやや異なる．

リハNST（rehabilitation nutrition support team：RNST）の主な参加職種は，医師，理学療法士，管理栄養士，言語聴覚士，看護師，作業療法士，歯科医師，歯科衛生士，薬剤師，臨床検査技師である．

リハNSTの作り方は，主に3つある．

　①NSTに理学療法士，言語聴覚士，作業療法士が参加する．
　②リハカンファレンスに管理栄養士，NST専門療法士が参加する．
　③リハ栄養に関心のある2職種以上でまずは連携する．

①は急性期，②は回復期，③は維持期向きと考える．急性期病院の多くにNSTが存在している．理学療法士，言語聴覚士，作業療法士が栄養を学ぶ意味でも，NSTに参加することが有用である．しかし，NSTでリハの機能評価や予後予測をディスカッションすることは難しいかもしれない．

回復期リハ病棟では，全入院患者を対象にリハカンファレンスを行っている．病棟単位のリハNSTとなり病棟専属の職種が多いため，患者のことをよく理解している．ここに管理栄養士やNST専門療法士が参加して，栄養評価，栄養の予後予測，栄養管理をディスカッションすることで，機能訓練の内容と量にあわせた栄養管理や，栄養を考慮した機能訓練が可能となる．

維持期では在宅であれ施設であれ，理想的な多職種が揃っていることは稀である．そのため，リハ栄養に関心のある2職種以上でまずは連携することが望ましい．特に理学療法士と管理栄養士の連携が大切である．理学療法士と管理栄養士がいつでもどこでも連携できるようになると，リハの質も栄養管理の質も向上する．

リハNST回診には，病棟で回診を行う方法と，機能訓練室で理学療法，言語聴覚療法，作業療法を行っているところを回診する方法がある[1]．機能訓練を行っている場面で回診するほうが，より多くの情報を得ることができる．摂食・嚥下障害を認める患者の場合には，食事場面の観察が必要である．

②，③の場合には各職種が患者をよく把握しているので，多職種でのリハ栄養回診は不要かもしれない．一方，①の場合にはNSTが病棟単位でないと，リハ栄養回診が必要となる．この点で病棟単位のリハNSTのほうが病院単位のリハNSTより，リハ栄養の質がより向上する可能性がある．

文献
1) 若林秀隆．リハビリテーションNST．In：若林秀隆，編．リハビリテーション栄養ハンドブック．1版．東京：医歯薬出版；2010．p.153-5．

 **どうやって職場の仲間にリハ栄養の考え方を広めたらよいですか.**

A8　　　　　　　　　　　　　　　　　　　　　　　　　　　　　　　　　　　　建宮実和
職場でのまたはチーム内での自分の立ち位置（ランク）と，自分のコミュニケーションスタイルを知り，相手の話をよくきき，あせらずにじっくりとかかわる．わかってもらえないからといって諦めたりしないことが大切である.

現代は双方向性の時代といわれる.

勉強会も，一方通行の「見るだけ」「聞くだけ」ではつまらない．こちらからもレスポンスでき，リアクションが返ってくるような，双方向性の相互作用がないと，いきいきとした動きにはなりえない．中野は「人は本来，関わりたいのではないだろうか．皆，根っから無気力なわけではない．やりがいがあり，楽しくて，自分が認められ，大切に扱われるなら，誰だってかかわりたいのだ」と述べている[1].

リハ栄養の知識やスキル，実践ももちろん大事である．しかしその前に，職場で自分がどんな枠組みの中にいるか，どんな立場で，仲間とどんな関係性にあるかを考えてみよう．そのためには，こちらから伝える前に相手が今どんなことを大切にしているのかを知ることが必要である．相手の声を聴きながら，相手の存在そのものを理解することが最も大切である．あなたは相手に認められ，大切にされているか．また，あなたは相手を認め，大切にしているか．余計な既成概念や思い込みに囚われて，何も言えなくなってはいないだろうか．職場で疑問に思ったこと，なにか変だと感じた些細なことを，相談できる人はいるだろうか．嬉しかったこと，感動したことなどを，率直に伝えることができるだろうか．そして，その時の，あなたの伝え方はどうだろうか.

言語は，言わなくて済むことは，言わないように言わないように変化するという法則を持っているといわれる[2].　代名詞で話ができるようになる（「あの看護師はいつもああだ」など）と，わかる本人同士は楽かもしれないが，わかりあえない人には排他的になってしまい，多様性を許容できなくなってしまう．職場の中では，各職種とも，業務が複雑化かつ細分化されており，その中で自分の仕事は完結してしまうことが多い．そのため，ルーティンに慣れてしまうと，わざわざ越境し「言語化して伝える」という必要性を感じないものである.

しかし，リハ栄養の考え方は，1つの職種，単体の施設では完結しないことが多い．お互いに越境しあい，他職種である相手が，どんなことを大切にして患者に関わっているかを理解することが必要である．どの病期においても，多職種にわたってシームレスに同じ目的を共有し，ケアすることで，サルコペニアの進行を予防することができるのではないだろうか．大切なのはあせらないことである．肩の力を抜いて，がんばりすぎず，まずは相手の話をきいてみよう．「リハ栄養が必要だ」とあなたが感じたきっかけを，自分の言葉で率直に語れる勇気を持とう．わかってもらえないからといって諦めず，互いの存在を認めあう関係をじっくり育てていこう.

　1）中野民夫．今なぜファシリテーションか．In：ファシリテーション革命―参加型の場づくりの技法．東京：岩波書店，2009．p.21-36.
　　　2）平田オリザ．コミュニケーション能力とは何か？．In：わかりあえないことから―コミュニケーション能力とは何か．東京：講談社；2012．p.12-40.

 **リハ栄養に興味があります．研究会はありますか．**

> **A9** 若林秀隆
> 日本リハビリテーション栄養研究会が 2011 年に設立された（研究会ホームページ http://sites.google.com/site/rehabnutrition/）．日本静脈経腸栄養学会でリハ栄養の発表が増えている．

　リハ栄養を多職種で，すなわち，医師・歯科医師・看護師・管理栄養士・薬剤師・臨床検査技師・理学療法士・作業療法士・言語聴覚士・歯科衛生士およびその他医療・介護職で，考え，学び，実践していく研究会として，2011 年に日本リハ栄養研究会が設立された．2013 年 8 月時点で会員数は約 2650 人である．職種別では理学療法士が最も多く，以下，管理栄養士，言語聴覚士，医師，看護師，作業療法士，歯科医師，歯科衛生士，薬剤師の順となっている．

　日本リハ栄養研究会の特徴は，入会費・年会費が無料であることと，Facebook（ホームページ http://ja-jp.facebook.com/）を活用していることの 2 点である．研修会参加時は参加費が必要だが，入会だけであれば会費は不要である．Facebook を活用することで，会員同士の交流と学習がよりできるようにしている．

　日本リハ栄養研究会では年 1 回の学術集会，リハ栄養合宿のほか，2013 年は年 1 回のリハ栄養セミナーとリハ栄養フォーラムを全国 10 支部で開催する．リハ栄養に関心のある方はぜひ入会してほしい．研修会と入会方法の詳細は，日本リハ栄養研究会ホームページを参照のこと．

　なお Facebook に抵抗がある方も少なくないため，学術集会とリハ栄養フォーラムは日本リハ栄養研究会の会員でなくとも参加可能としている．入会はちょっと，という方はこれらの研究会に参加してほしい．

　日本静脈経腸栄養学会（ホームページ http://jspen.jp/top.html）は，広く基礎的・臨床的静脈栄養法および経腸栄養法を主とした臨床栄養に関する研究と知識の交流をはかり，国民の福祉に寄与することを目的とした学会である．主として静脈栄養・経腸栄養を用いた臨床栄養学に関する優れた知識と技能を有する栄養士，薬剤師，看護師，臨床検査技師，理学療法士，作業療法士，言語聴覚士，歯科衛生士を，NST 専門療法士と認定している．

　認定申請の条件には，学術集会や教育セミナーへの参加の他，認定教育施設での 40 時間の実地修練が含まれている．資格取得はよい学習機会になるので，NST 専門療法士の取得を推奨する．

　日本静脈経腸栄養学会学術集会では，リハ栄養の発表が増えている．たとえば 2013 年 2 月の第 28 回学術集会では，日本リハ医学会，日本理学療法士協会との合同シンポジウムである「リハビリテーションと栄養管理の過去・現在・未来」の他，ワークショップとして「脳卒中の栄養管理」，「回復期・療養病床における栄養管理」が企画された．日本静脈経腸栄養学会にもぜひ入会して，学術集会などに参加してほしい．

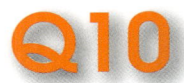 **低栄養の時にレジスタンストレーニングは禁忌ですか.**

> **A10** .... 若林秀隆
> 低栄養で今後，栄養状態が悪化すると予測される場合には，レジスタンストレーニングは原則として禁忌となる．低栄養でも栄養状態が今後，維持もしくは改善すると予測される場合には，レジスタンストレーニングは可能である．

　低栄養の原因は，侵襲，悪液質，飢餓に分類できる．原因によって筋肉と脂肪のどちらがより減少するかは異なるが，どの原因でも筋肉量は減少する．低栄養の時にレジスタンストレーニングを行ってよいかどうかは，現時点の栄養状態よりも今後の栄養状態の予後予測で判断する．

　たとえば1日エネルギー摂取量が300 kcal以下と明らかな飢餓の場合，CRPが10以上の高度侵襲で異化期の場合，がんのターミナルで不応性悪液質の場合，今後の栄養状態は悪化すると予測できる．これらの場合，運動を行わなくても今後，筋肉量も減少すると予測される．これらの状態でレジスタンストレーニングを行うと，筋肉量を増加できないどころか，運動によるエネルギー消費量の増加から低栄養が悪化して，筋肉量が減少する．そのため，レジスタンストレーニングは禁忌となる．

　しかし，今後の栄養状態が悪化する場合でも，1日中，安静臥床にしていれば廃用性筋萎縮が進行する．日常生活での筋収縮力が常に最大筋力の20％以下であれば，筋力は徐々に低下する．一方，通常の日常生活で使用する最大筋力の20～30％の筋収縮があれば，筋力維持が可能である．つまり，ADLを制限しないことが筋力維持に有用である．そのため，早期離床や機能維持を目標とした関節可動域訓練，ADL訓練，座位・立位・病室内歩行訓練などは実施する．栄養状態悪化＝機能訓練禁忌ではないことに留意する．一方，長距離の歩行訓練や階段昇降訓練は，低栄養の悪化につながるため実施しない．

　現時点で低栄養でも，エネルギー摂取量が十分で，侵襲を認めないもしくは侵襲の同化期で，不応性悪液質を認めない場合，今後の栄養状態は維持もしくは改善すると予測できる．この状態でレジスタンストレーニングを行うと，筋肉量・筋力を増加できるのでレジスタンストレーニングは可能である．

　ただし，現時点での低栄養が著明な場合には，身体機能改善より栄養改善を優先する．体重増加を確認して今後も体重増加が確実に見込まれる時点まで，レジスタンストレーニングは行わずに軽負荷の全身調整運動を中心に実施する．

　なお体重が増加している状況でまったく運動を行わないと，筋肉ではなく脂肪で体重が増加する可能性が高くなる．そのため，栄養改善時はレジスタンストレーニングと有酸素運動を併用して，脂肪ではなく筋肉での体重増加を目標とすることが重要である．

Ⅱ 知識編

Q11 侵襲の異化期と同化期とはなんですか．なにが違うのですか．

A11 .... 建宮実和

> 侵襲の程度にもよるが，障害・傷害期に続く，48〜72時間から1週間程度を異化期，その後2〜5週間を同化期という．異化期では体蛋白が分解されて生命維持のために使われ，同化期では体蛋白の合成，修復が行われる．

一般に侵襲を受けた患者の回復過程はMooreの提唱した4期によって説明される（図1）[1]．第Ⅰ相：障害・傷害期（adrenergic corticoid phase），第Ⅱ相：転換期（turning point phase），第Ⅲ相：同化・筋力回復期（muscular strength phase），第Ⅳ相：脂肪蓄積期（fat gain phase）

異化期には肝臓にプールされているグリコーゲンが消費され，生体の骨格筋蛋白が分解・崩壊する．分解によって得られたアミノ酸を利用して肝内で糖新生が行われ，グリコーゲンを補う．創傷があれば，その修復のために，生体の免疫系や凝固系蛋白などを合成するためにアミノ酸が必要とされ，そこにも筋蛋白が供給される[3]．これは，体内からのエネルギー供給という意味で，内因性エネルギーである．一方，経口摂取，経管栄養，経静脈栄養は，体外からのエネルギー供給にあたることから，外因性エネルギーである．

同化期になると窒素バランスが正となり，筋蛋白の合成が起こり，筋肉量の回復がみられる．

侵襲により，血清アルブミン濃度は低下する．主因は消費や漏出などだが，これを改善する目的で，相当量の熱量蛋白を投与してもアルブミンはなかなか回復しない．これはアルブミンのターンオーバーが3週間前後で，投与したものの効果が現れるまでに時間がかかるだけでなく，肝細胞がCRPなどの創傷治癒へ向けての蛋白合成を優先させるためである．

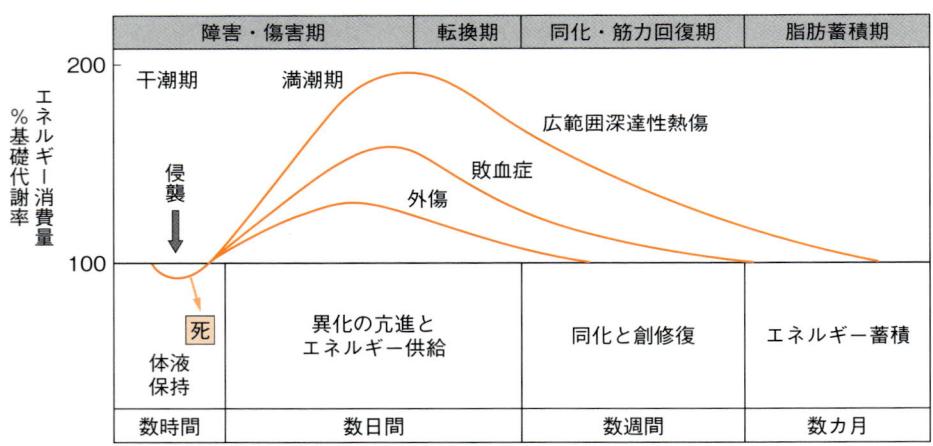

図1 ● 侵襲後の経過とエネルギー消費量（小林国男．In：日本救急医学会，監修．標準救急医学．東京：医学書院；1994．p.16-25[2]）

文献
1) Moore FD. The metabolic care of the surgical patient. Philadelphia: Saunders; 1959.
2) 小林国男．侵襲と生体反応．In：日本救急医学会，監修．標準救急医学．東京：医学書院；1994．p.16-25．
3) 道又元裕．侵襲によってエネルギー代謝はどんな反応・変化をするのでしょう？　重症集中ケア．2008; 7: 77-80.

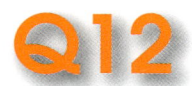 悪液質＝ターミナルではないのですか．
悪液質のステージ分類を教えてください．

A12
荒金英樹

悪液質は種々の疾患による複合的な代謝障害で，終末期だけを示す病態でない．悪液質の前には早期からの介入を促す前悪液質と，悪液質の終末期像として症状コントロールを主体とした介入へ移行させる不応性悪液質の病期が提唱されている．

　悪液質（cachexia）はがんだけではなく心不全，腎不全，慢性閉塞性肺疾患など慢性の消耗性疾患により引き起こされる栄養代謝障害であり，ギリシア語のkako's（悪い）とhe'xis（コンディション）を語源とし，その病態は古くから知られている．2006年に欧米を中心とした専門家らにより「背景疾患により引き起こされる複合的な代謝症候群で，筋肉の減少を主体とし，脂肪の減少の有無は問わないことを特徴とする」と定義され，2011年にはがん悪液質について「通常の栄養サポートでは改善は困難で，進行性に機能的悪化をきたし，食事摂取の低下と代謝異常による負のエネルギー，蛋白バランスを引き起こす病態」と付記された．悪液質を疾患の終末期像としてとらえるわが国での一般的な考え方と異なり，背景疾患に起因する代謝栄養障害の一病態と定義し，さらに重症度，進行度を示す病期分類としてpre-cachexia（前悪液質），cachexia（悪液質），refractory cachexia（不応性悪液質）という3つの病期が新たに提唱された（図1）．悪液質の前段階の代謝異常が軽微な前悪液質の時期には，早期からの栄養療法に運動療法等を加えた多方面からの介入を推奨している．それに対し不応性悪液質はがん悪液質の終末期像に相当し，「治療抵抗性で高度に進行または急速に増大するがんにより，体重減少の回復が不可能と思われる病態」と定義された．この時期では症状コントロールを目的としたケアが中心となり，患者，その家族のquality of life（QOL）を重視したサポートが重要となる．これらの各ステージの診断基準に関しては多くの議論があるが，悪液質への早期介入と終末期での栄養療法の限界の考え方を明記した点は注目される．

前悪液質 Pre-cachexia	悪液質 Cachexia	不応性悪液質 Refractory cachexia
・体重減少≦5% ・食欲不振 ・代謝変化の発生	・体重減少≧5% 　またはBMI＜20かつ 　体重減少＞2% ・サルコペニアに体重減少＞2% ・食事摂取量の低下に全身性の 　炎症反応	・悪液質診断基準を満たす ・異化亢進状態 ・抗がん治療に抵抗性 ・Performance statusの低下 ・予後予測3カ月未満 ・人工栄養が適さない

図1 ● 悪液質のステージ分類（Fearon k, et al. Lancet Oncol. 2011; 12: 489-95[2]）より改変）

文献
1) European Palliative Care Research Collaborative（EPCRC）．
   http://www.epcrc.org/publication_listfiles.php?id=mWdBCMI5eXVlcNFk7Gnq
2) Fearon K, Strasser F, Anker SD, et al. Definition and classification of cancer cachexia: an international consensus. Lancet Oncol. 2011; 12: 489-95.
3) 荒金英樹．悪液質．In：若林秀隆，藤本篤士，編．サルコペニアの摂食・嚥下障害．1版．東京：医歯薬出版；2012. p.44-50.

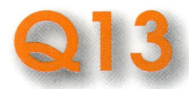 在宅で検査ができません．
それでも栄養状態を評価できますか．

> **A13** 佐藤千秋
> 検査ができなくても，SGA（Subjective Global Assessment）やMNA®（Mini Nutritional Assessment）など簡単な身体計測や問診票により栄養状態のスクリーニングおよびアセスメントが可能な評価法がある．

　在宅患者は高齢者が多く低栄養である可能性が高い．しかし，その評価に血液検査を用いるのは容易でない．そこで，いくつかある栄養評価法の中から在宅で可能な栄養評価法を紹介する．

■ SGA（Subjective Global Assessment）：主観的包括的評価
　一般的に使用されている方法で，問診と病歴および理学的所見から評価する．評価項目は表1に示す．評価方法等は成書を参照されたい．

表1 ● SGAで使用する項目

問診・病歴	理学的所見
①年齢，性別 ②身長，体重，体重変化 ③食物摂取状況の変化 ④消化器症状 ⑤ADL（日常生活動作）の状態 ⑥疾患と栄養必要量との関係 など	①皮下脂肪の損失状態（上腕三頭筋部皮下脂肪厚） ②筋肉の損失状態（上腕筋周囲） ③浮腫，腹水 など

■ MNA®（Mini Nutritional Assessment）：簡易栄養状態評価法[1]
　これは，問診表を主体とする65歳以上の高齢者向けに開発されたスクリーニングおよびアセスメント法である．MNA®-SF（short form）でスクリーニングを行う．項目は，①過去3カ月間の食事量の変化，②過去3カ月間の体重変化，③ADL，④ストレスの有無，⑤認知症など精神的問題の有無，⑥BMI（BMI測定不可の場合は，ふくらはぎ周囲長）の6つである．判定は「栄養状態良好」「低栄養のおそれあり（at risk）」「低栄養」の3段階に分類される．At riskまたは低栄養とされた場合はアセスメントを行う．アセスメントはMNA®フルバージョン（SF＋12項目の計18項目）を用いる．詳細は　http://www.mna-elderly.com/　を参照されたい．
　この評価法の有用性は多数報告されている．しかし，原疾患の影響などで，実際は栄養状態良好であるのにat riskまたは低栄養と評価される場合も多くあるため注意を要する．

　以上のように，検査ができなくても栄養状態を評価することは可能である．ここで何らかのリスクを認めた場合は，在宅でも主治医に相談して採血による客観的評価をお勧めしたい．栄養状態の評価として血清アルブミン，総コレステロール，コリンエステラーゼ，CRPと血算が，その他として腎機能と肝機能検査は最低限必要である．

文献 1）MNA®（mini nutritional assessment）http://www.mna-elderly.com/

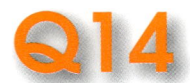 肥満のためにリハが進みにくいことはありますか．

> **A14**　　　　　　　　　　　　　　　　　　　　　　　　　　　　　　　　藤原　大
> 肥満は，各種疾患発症の原因となる一方で，機能・生命予後に悪影響を与える．Sarcopenic obesity とはサルコペニアと肥満の合併であり，それぞれ単独で存在するよりも ADL 制限を認めやすい．

　肥満は，正常な状態に比べて体重が多い状況，あるいは体脂肪が過剰に蓄積した状況をいう．日本肥満学会は肥満の定義を「BMI 25 以上」とし，検査の指標は「腹囲：男性 85 cm 以上，女性 90 cm 以上」としている．体重や体脂肪の増加に伴った症状の有無は問わない．肥満に起因・関連する健康障害があり，医学的に減量治療が必要とされるものを肥満症と診断する．生活習慣病の合併，骨関節疾患の合併，耐久性低下など様々な問題が生じ，肥満の程度が重いほど生命予後も不良となる．

　脂肪細胞は生理活性物質（アディポサイトカイン）を分泌し，これらは種々の病態に関与している．アディポネクチンは，糖尿病や動脈硬化を予防する効果があるが，BMI や内臓脂肪量の増加に伴ってその分泌は低下する．メタボリックシンドロームでは血中アディポネクチン濃度が低値となり，アディポネクチン濃度が低いと心筋梗塞や糖尿病の発症が増加する．

　肥満は，各種疾患発症の原因となる一方で，機能予後や生命予後に悪影響を与える．脳卒中においては，BMI 25 以上の肥満患者は BMI 25 未満の適正体重の患者に比べて FIM 改善率が低くなり，BMI と FIM 改善に負の相関を認める[1]．脊髄損傷においては，長期経過にわたる活動性低下から安静時代謝率低下と体脂肪率増加を認め，移乗・移動を中心とした ADL の阻害因子となる[2]．変形性関節症においては，人工関節置換後の ADL 改善効率が重度肥満者で最も低くなる傾向を認める[3]．

　肥満とサルコペニアは両者とも炎症反応助長に関連しており[4]，それぞれ単独で身体機能への悪影響を認める．Sarcopenic obesity（サルコペニア肥満）とは両者の合併であり，より ADL や歩行制限を認めやすい．痩せた人のサルコペニアと比べ，肥満を伴ったサルコペニアの方がより身体不安定性が強く，移動能力に悪影響を及ぼし転倒リスクが高くなる．脂肪が蓄積されるとともに運動不足により体蛋白合成が抑制され，持久力低下もきたす．オランダのリハセンター入院患者における調査では，約 4 割に低栄養を認め，しかも低栄養の約半数が過栄養か肥満を合併していると報告されており，リハ対象者の「サルコペニア肥満」が見逃されている可能性が示唆されている[5]．そのため，体重や BMI の評価のみでは不十分であり，筋肉量や筋力も必ず評価する．治療では，減量と同時に筋肉量の増加が求められ，適切な運動療法と栄養療法の併用が必要である．

1) Kalichman L, Rodrigues B, Gurvich D, et al. Impact of patients weight on stroke rehabilitation results. Am J Phys Med Rehabil. 2007; 88: 650-5.
2) Buchholz AC, Pencharz PB. Energy expenditure in chronic spinal cord injury. Curr Opin Clin Nutr Metab Care. 2004; 7: 635-9.
3) Vincent HK, Weng JP, Vincent KR. Effect of obesity on inpatient rehabilitation outcomes after total hip arthroplasty. Obesity (Silver Spring). 2007; 15: 522-30.
4) Schrager MA, Metter EJ, Simonsick E, et al. Sarcopenic obesity and inflammation in the InCHIANTI study. J Appl Physiol. 2007; 102: 919-25.
5) Hertroijs D, Wijnen C, Leistra E, et al. Rehabilitation patients: undernourished and obese? J Rehabil Med. 2012; 44: 696-701.

Q15 肥満パラドックス（obesity paradox）とはなんですか．

A15 　　　　　　　　　　　　　　　　　　　　　　　　　　　　　　　　　　　吉田貞夫

肥満はインスリン抵抗性を悪化させ，生活習慣病の原因となると考えられているが，その反面，高齢者や心不全症例，心筋梗塞後の症例などでは，やや肥満気味の症例の方が死亡率が低いという逆説的な研究もある．この現象を肥満パラドックスと呼んでいる．高齢者や，心不全でカヘキシアのリスクのある症例では，むやみに体重を減量すると，死亡率の増加につながる恐れがある．

　肥満はインスリン抵抗性を悪化させ，糖尿病や脂質異常症，高血圧，狭心症，心筋梗塞といった生活習慣病の原因となるため，体重を適切にコントロールすることが長生きの秘訣と考えられている．

　しかし，28000例の心不全症例を対象にしたメタ解析で，BMI 18.5～24.9 kg/m^2 の正常体重群を基準に，25.0～29.9 kg/m^2 の過体重群，30 kg/m^2 以上の肥満群の死亡リスクを検討したところ，ハザード比は，過体重群では0.84，肥満群では0.67となり，BMIが増加するとともに，心不全症例の死亡率が低下するという結果が得られた（図1）[1]．従来，肥満は心不全も含む心血管疾患の強いリスク因子と考えられていた．しかし，その反対に，肥満の認められる心不全患者の方が死亡率が低いという結果は，きわめて逆説的で，肥満パラドックス（obesity paradox）と呼ばれるようになった．

　わが国においても，心筋梗塞でカテーテル治療を行った症例で，同様の現象が認められている．治療後の在院死亡率は，男女とも，BMI 20.0 kg/m^2 未満の低体重群で最も高く，30 kg/m^2 以上の肥満群で最も低かった（図2）．BMI 20.0～24.9 kg/m^2 の正常体重群を基準に，在院死亡のオッズ比を検討したところ，20.0 kg/m^2 未満の低体重群では1.92，25.0～29.9 kg/m^2 の過体重群では0.79，30 kg/m^2 以上の肥満群では0.40だった[2]．

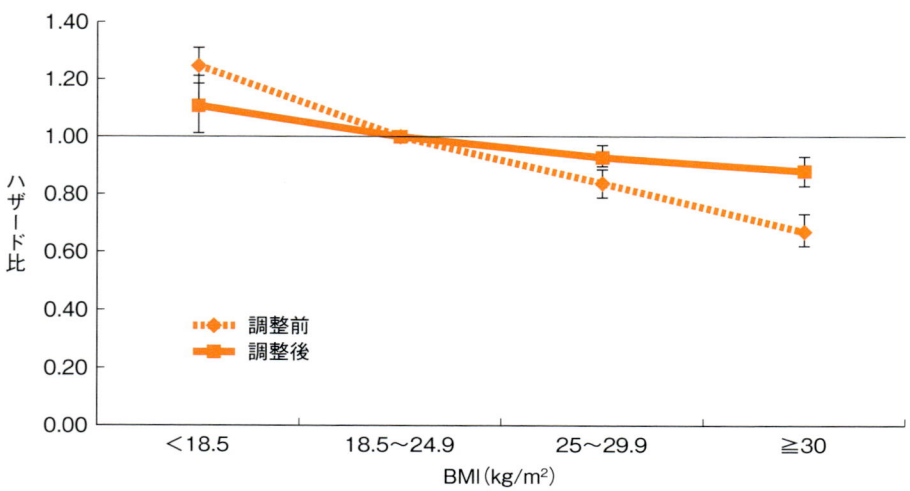

図1 ● BMIと心不全症例の死亡率 （Oreopoulos A, et al. Am Heart J. 2008; 156: 13-22[1]）

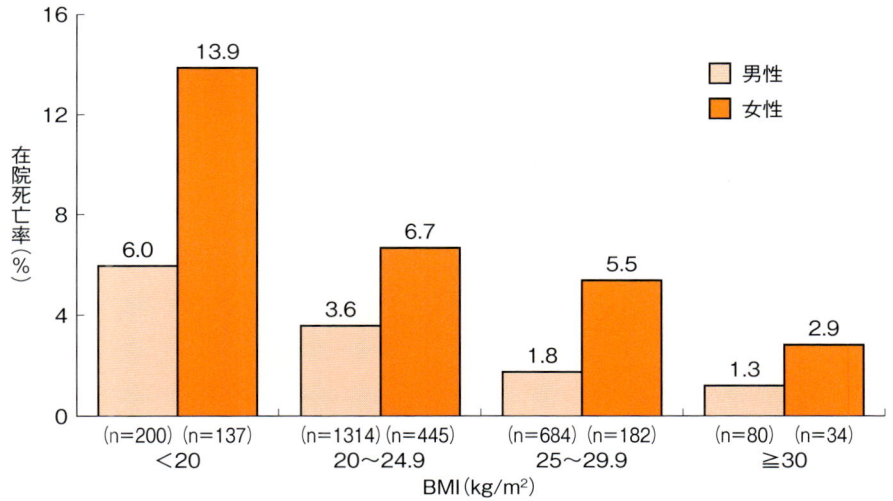

図2 ● BMIと心筋梗塞症例の在院死亡率 （Kosuge M, et al. Circ J. 2008; 72: 521-5[2]）

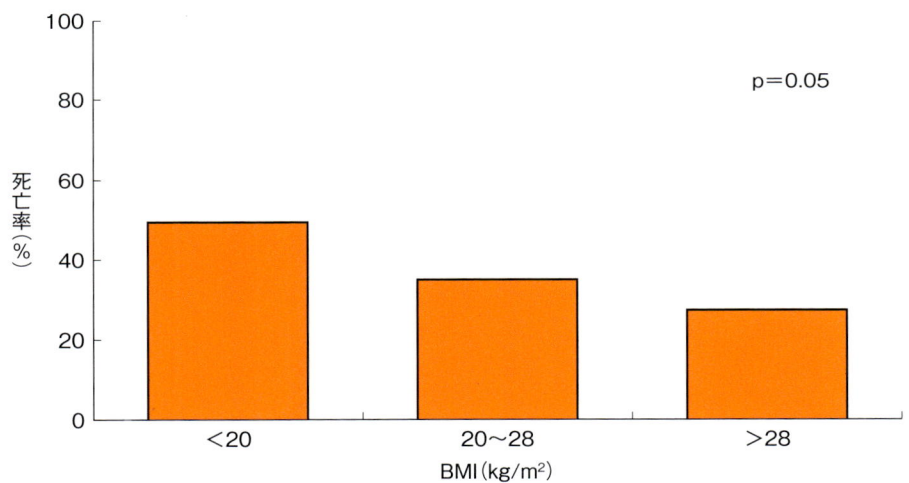

図3 ● BMIと高齢者の死亡率 （Saletti A, et al. Gerontology. 2005; 51: 192-8[3]）

　高齢者における研究でも，同様の現象は認められている．スウェーデンで公的サービスを受けている在宅高齢者353人を3年間追跡調査した研究では，BMI 20 kg/m² 未満の低体重群では死亡率は50％，20〜28 kg/m² の群では死亡率は35％，28 kg/m² 以上の肥満群では死亡率は27％と最も低かった（図3）[3]．

　至適BMIを22.0 kg/m² と仮定し，身長から逆算した体重が，理想体重（IBW）としてわが国でよく用いられている．しかし，そもそも，この理想体重の根拠となる「至適BMIは22.0 kg/m² である」という仮説は，日本肥満学会などを中心に，4565人の中年の日本人男女の健診結果から導き出されたものである[4]．その後の研究で，生存率とBMIの関係を検討したところ，生存率が最高となる，つまり，最も長生きできる可能性の高いBMIは，年齢によってそれぞれ異なるということも明らかになった（図4）[5]．高齢者では，BMI 22.0 kg/m² を維持するよりも，23〜

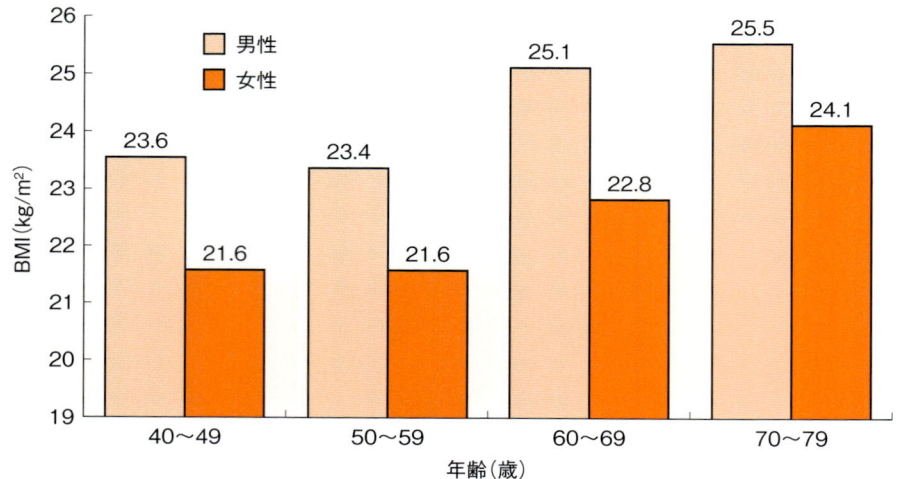

図4 ● 男女別年齢層別でみた死亡率が最も低くなる BMI
〔Matsuo T, et al. Obesity（Silver Spring）. 2008; 16: 2348-55[5]〕

25 kg/m² と，やや太り気味の方が長生きできるのである．

　リハの現場では，やや太り気味の高齢者に対して，体重を減量した方が起居動作や歩行訓練などが行いやすいという考えから，摂取エネルギー量を控える場面に遭遇することがある．しかし，これは必ずしも正しい栄養管理とは限らない．むやみな減量は，サルコペニアを助長し，低栄養を作り出すことにもなりかねない．高齢者では，その人本来の体重（通常体重あるいは健常時体重）を重視し，必要以上に体重を減少させないように努めるべきである．

　高齢者の適正体重を見極めるのはとても難しい．サルコペニア肥満（Q28 参照）や，インスリン抵抗性（Q51 参照）の問題もある．高齢者は個人差が大きいことも，この問題をより複雑にする大きな要素である．今後は，個人の骨格筋量，ライフスタイル，併存疾患などに応じた体重管理・栄養管理が必要となると思われる．

文献

1) Oreopoulos A, Padwal R, Kalantar-Zadeh K, et al. Body mass index and mortality in heart failure: a meta-analysis. Am Heart J. 2008; 156: 13-22.
2) Kosuge M, Kimura K, Kojima S, et al; Japanese Acute Coronary Syndrome Study (JACSS) Investigators. Impact of body mass index on in-hospital outcomes after percutaneous coronary intervention for ST segment elevation acute myocardial infarction. Circ J. 2008; 72: 521-5.
3) Saletti A, Johansson L, Yifter-Lindgren E, et al. Nutritional status and a 3-year follow-up in elderly receiving support at home. Gerontology. 2005; 51: 192-8.
4) Tokunaga K, Matsuzawa Y, Kotani K, et al. Ideal body weight estimated from the body mass index with the lowest morbidity. Int J Obes. 1991; 15: 1-5.
5) Matsuo T, Sairenchi T, Iso H, et al. Age-and gender-specific BMI in terms of the lowest mortality in Japanese general population. Obesity (Silver Spring). 2008; 16: 2348-55.

Q16 リハをしている人のエネルギー必要量はどのように考えればよいのですか．

A16 藤原　大

エネルギー必要量については各種の推計方法がある．しかし，実際の患者のエネルギー必要量は時相や基礎疾患および運動負荷量によって変化する．定期的な栄養評価・モニタリングが必須である．

　リハ栄養管理におけるエネルギー必要量は，患者のエネルギー消費量，基礎疾患，患者の代謝状態の3つの因子で決定される．したがって，リハに携わる者が栄養管理を開始する際には，運動および栄養学的側面からの目標設定と確実な運動機能および栄養状態の評価を行う必要がある．

　全エネルギー消費量（total energy expenditure：TEE）は，基礎エネルギー消費量（basal energy expenditure：BEE）から，次の式で計算される．活動係数の例は表1，ストレス係数の例は表2に示す．

　　TEE（kcal）＝BEE×活動係数×ストレス係数

　BEEは，一般的にHarris-Benedictの式[1]で推計されることが多い．

　　男性：66.47＋13.75W＋5.0H〜6.76A（kcal）
　　女性：655.1＋9.56W＋1.85H〜4.68A（kcal）　　W：体重（kg），H：身長（cm），A：年齢（年）

現体重が不明の場合に，標準体重で計算する．ただし，本来この式を適用できるのは，21〜70歳であることに留意する．臨床場面においては，70歳以上でも推計に用いることがある．

　間接熱量計を用いてBEEを調べるほうがHarris-Benedictの式より正確である．リハでは運動強度の評価で呼気ガス分析を行うことがあるが，エネルギー必要量の評価にも有用である．

　簡便な推計方法として体重1kgあたり25〜30kcalで計算する方法もある．ただし，年齢，性別，活動量，侵襲度などを考慮していないため，あくまで目安として考える．

　推定エネルギー必要量は，エネルギー消費量とエネルギー蓄積量から計算する．

　　推定エネルギー必要量＝全エネルギー消費量±エネルギー蓄積量

　低栄養状態で栄養改善を目指す場合，蓄積量＋200〜750kcalに設定する．肥満で減量を目指す場合，蓄積量は－200〜750kcalに設定する．ただし，BEEを下回らないようにするよう留意する．また，食事摂取量や体重など栄養状態の定期的なモニタリングを必ず行って，当初のケアプランと仮説を検証し，推定エネルギー必要量を改めて推計する．

表1 ● 活動係数の例

寝たきり（意識障害，JCS 2〜3桁）	1.0
寝たきり（覚醒，JCS 1桁）	1.1
ベッド上安静	1.2
ベッドサイドリハ	1.2
ベッド外活動	1.3
機能訓練室でのリハ	1.3〜2.0
軽労働	1.5
中〜重労働	1.7〜2.0

表2 ● ストレス係数の例

飢餓状態	0.6〜1.0
術後3日間	手術の侵襲度により1.1〜1.8
骨折	1.1〜1.3
褥瘡	1.1〜1.6
感染症	1.1〜1.5
臓器不全	1臓器につき0.2追加
熱傷	深達度と面積により1.2〜2.0
発熱	1℃上昇ごとに0.13追加

文献
1) Harris JA, Benedict FG. A biometric study of human basal metabolism. Proc Natl Acad Sci U S A. 1918; 4: 370-3.

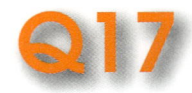 リハをしている人の蛋白必要量は
どのように考えればよいですか．

> **A17** 　　　　　　　　　　　　　　　　　　　　　　　　　　　　　　　　　藤原　大
> 体重×ストレス係数を目安とし，NPC/N比を調整する．窒素バランスを測定し，その正負に基づいて訓練量や投与量を調整することにより，有効なリハの実施が可能となる．

　蛋白質は組織の構成，酵素やホルモンの材料として体にとっては必須の栄養素である．また，エネルギーとしても利用されるため，エネルギー摂取量の多少により，必要量は変化する．身体活動量が低下すると骨格筋の蛋白質代謝が低下し，推定の蛋白質必要量は大きくなる．また，エネルギー摂取量が低い場合にも，推定の蛋白質必要量は大きくなる．

　リハ栄養の臨床における蛋白必要量の推計として，「体重×ストレス係数」が1つの目安となる．次に蛋白質が体蛋白合成に有効に利用されるように，NPC/N比（non protein calorie/nitrogen：非蛋白カロリー/窒素比）が，150～200になるように調整する．侵襲時は100～150，透析導入前の腎不全は300～500とする．

　検査値としては，尿中尿素窒素と窒素バランスが重要である．窒素は蛋白質にのみ含まれるため，窒素の検査は蛋白質代謝を反映することとなる．

　アミノ酸は窒素を含み，その最終代謝産物である尿素窒素が尿中窒素排泄の約80％を占める．尿中尿素窒素を測定することで，蛋白動態の把握と喪失した蛋白質を推測することができる．

　　尿中尿素窒素（g/L）×蓄尿量（L/day）＝尿中尿素窒素排泄量（g/day）
　　窒素排泄量（g/day）＝尿中尿素窒素排泄量（g/day）×1.25

　次に窒素排泄量を計算する．経口摂取，経管栄養，経静脈栄養で摂取している蛋白質・アミノ酸摂取量を確認すれば計算できる．窒素は蛋白質質量の16％を占めているため，以下の式で計算できる．

　　窒素摂取量（g/day）＝蛋白質・アミノ酸摂取量（g/day）÷6.25

　以上より，窒素バランスを測定することができる．

　　窒素バランス＝窒素摂取量－窒素排泄量
　　　　　　　　＝蛋白質・アミノ酸摂取量（g/day）÷6.25－尿中尿素窒素排泄量（g/day）×1.25

　窒素バランスが正なら蛋白同化状態，負なら蛋白異化状態と判定する．窒素バランスが正の場合には筋力増強・機能改善を目標とした訓練が可能であるが，負の場合には筋力・機能維持もしくは悪化予防を目的とした維持的な訓練しか実施できない．

　栄養状態が良好で現状の筋肉量の維持が目的となる場合や，肥満で減量を目的とする場合は，窒素バランスの目標は0となる．減量で窒素バランスが負になると，筋肉量も減少している可能性が高いので留意が必要である．一方で，成長期の小児，妊婦，筋肉量増加を目的とする場合には，窒素バランスを正にすることを目標とする．

　筋力増強訓練を行っても筋力・筋量低下を呈する場合には，窒素バランスを測定する．もし窒素バランスが負であれば，肝臓や腎臓の機能に配慮しながら，蛋白質投与量の増加を検討する．

Q18 メッツ（METs）とはなんですか．

A18　　　　　　　　　　　　　　　　　　　　　　　　　　　　　　　　　　　　鈴木　恵
メッツとは，metabolic equivalents の略で，ある身体活動を行った時に安静状態の何倍のエネルギーを消費するかを表す，身体活動強度の指標である．

　身体活動を行うとエネルギー消費量は増加する．しかし，活動の種類と内容，量によってエネルギー消費量は異なる．このエネルギー消費量の目安としてメッツを用いる．これは，身体活動を行った時に安静状態の何倍のエネルギーを消費するかを表す指標である．具体的には，運動時の酸素消費量を，安静時の酸素消費量で割った数値である．

　メッツから身体活動のエネルギー消費量は以下の式で計算できる[1]．

エネルギー消費量(kcal)＝1.05×体重(kg)×メッツ×運動時間(h)

　メッツ表は，どの身体活動が何メッツかを知るためのツールで，1993 年にアメリカスポーツ医学会（ACSM）から発表され，2000 年に第 1 回目の改訂がなされた．その後，ACSM により，2011 年に第 2 回目の改訂[2]が行われ，それに準拠した日本語版が 2011 年に公表された．

　現在，独立行政法人国立栄養・健康研究所が公表しているメッツ表では，821 項目の活動にメッツ値が与えられている．初版からの改訂として民族や文化，宗教特有の身体活動，TV ゲームなどの近年になって新しく行われるようになった身体活動，日常の生活活動の中でも今までカバーされなかったもの，その他，立位による仕事作業や歩行による移動，ちょっとした身動きなども掲載されている．

　2011 年改訂のメッツ表では全体の約 70％が実測されたメッツ値となった．メッツ値を導き出すために必要な情報が得られなかった身体活動に関しては，専門家の意見によって推定されたメッツ値が与えられており，推定値の項目に関しては引き続き実測値の掲載を目標としている．

　生活習慣病予防，心肺機能向上，筋力増強，減量など，目的に応じた身体活動や運動量を算定し，運動やリハのプログラムを作成する際，メッツ表を用いることで，期待する効果を引き出すために十分な強度を持つ身体活動を選択・決定することができる．エネルギー消費量がエネルギー摂取量を上回ると，低栄養となり，サルコペニアが進行する恐れがある．メッツ表を用いてエネルギー消費量を換算することで，エネルギー摂取量とのバランスを考え，栄養摂取の追加やエネルギー消費量を抑える工夫ができる．

　このメッツ表は，18～65 歳の身体的に健全な成人用であり，小児や青少年，高齢者ならびに障害者におけるエネルギー消費量を反映するものではない．そのため，活用にあたっては注意が必要である[3]．具体的には，1 メッツは成人男性の座位安静時の代謝量であるため，体重あたりの座位安静代謝量が少ない高齢者においては少なめに見積もる必要がある．また，代謝が亢進する疾患を有している障害者の場合は，多めに見積もる必要がある．

文献
1) 若林秀隆．リハビリテーション栄養アセスメント．In: 若林秀隆, 編．PT・OT・ST のためのリハビリテーション栄養—栄養ケアがリハを変える．1 版．東京: 医歯薬出版; 2010. p.40.
2) Ainsworth BE, Haskell WL, Whitt MC, et al. 2011 Compendium of Physical Activities: a second update of codes and MET value. Med Sci Sports Exerc. 2011; 43: 1575-81.
3) 中江悟司，田中茂穂，宮地元彦．改訂版「身体活度のメッツ（METs）表」の翻訳と活用．健康栄養ニュース．2012; 40: 7.

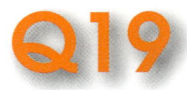 PT・OTの運動強度がメッツでどのくらいなのか
わかりません．何か目安はありませんか．

> **A19**　　　　　　　　　　　　　　　　　　　　　　　　　　　　　　　鈴木　恵
> 実際に行っている運動をメッツ表と照らし合わせて考えるとよい．ただし，高齢者ならびに障害者におけるエネルギー消費量を必ずしも正しく反映するものではないため，活用にあたっては注意が必要である．

身体活動に伴うエネルギー消費量の目安としてメッツを用いる．メッツから身体活動のエネルギー消費量はエネルギー消費量（kcal）＝1.05×体重（kg）×メッツ×運動時間（h）で計算できる．

表1に，各種リハ訓練で行うと思われる身体活動のメッツの例を示す[1]．この表を参考として，エネルギー消費量を考慮する場合の例を以下に示す．

- 体重55 kgの患者が67 m/分程度の歩行訓練や階段昇降など3メッツ程度の理学療法を3単位（1時間）行った場合：1.05×55×3×1＝173 kcal
- 体重45 kgの患者がベッドサイドで静かに立つなどの1.2メッツ程度の理学療法を2単位（40分間）行った場合：1.05×45×1.2×2/3＝38 kcal

より詳細な項目のメッツ値は改訂版『身体活動のメッツ（METs）表』[2]を参照されたい．

実際のリハ場面で使用するメッツ値の大まかな目安として，ベッドサイドリハではおおむね1.0〜1.5メッツ程度，訓練室での理学療法・作業療法ではおおむね1.5〜6.0メッツ程度，座位での言語療法では1.3〜1.8メッツ程度のことが多いと考えられる．

表1● 身体活動のメッツ

メッツ	身体活動
1.0	横になって静かにテレビを観る，睡眠
1.3	座って静かにする，立位で静かにする，デスクワーク（座位）
1.5	音楽鑑賞（座位），食事をする，入浴（座位）
1.8	皿洗い（立位），立位での会話，トイレ（全般）
2.0	整容，家の中を歩く，歩行（平地3.2 km/時未満），シャワーを浴びる
2.5	着替え，植物への水やり，ヨガ（ハタ）
3.0	歩行（平地4.0 km/時），ピラティス
3.5	歩行（平地4.5〜5.1 km/時），レジスタンストレーニング：複合的エクササイズ，様々な種類のレジスタンストレーニングを8〜15回繰り返す，階段を降りる
4.0	階段を上る（ゆっくり），洗濯物を干す
5.0	歩行（平地6.4 km/時），フィットネスクラブでの運動全般
6.0	ランニング（6.4 km/時，107.3 m/分），レジスタンストレーニング（ウェイトリフティング，フリーウェイト，マシーンの使用）
7.0	ランニング（ジョギング全般），自転車エルゴメータ（全般）

文献
1) Ainsworth BE, Haskell WL, Herrmann SD, et al. 2011 Compendium of Physical Activities: a second update of codes and MET values. Med Sci Sports Exerc. 2011; 43: 1575-81.
2) 国立栄養・健康研究所　改訂版『身体活動のメッツ（METs）表』
http://www0.nih.go.jp/eiken/programs/2011mets.pdf

 **Frailty（フレイルティ，虚弱）とはなんですか．**

> **A20** 鈴木 恵
> Frailty（フレイルティ，虚弱）とは，加齢に伴う種々の機能低下を基盤とし，種々の健康障害に対する脆弱性が増加している状態のことで，高齢者が健康障害に陥りやすい状態であることを意味している．

　Frailty（フレイルティ，虚弱）とは，近い将来，健康やADLに障害を起こす可能性の高い高齢者を抽出するために考えだされた概念である．「加齢に伴う種々の機能低下（予備能力の低下）を基盤とし，種々の健康障害に対する脆弱性が増加している状態」すなわち，高齢者が健康障害に陥りやすい状態を指す[1]．ここでいう健康障害の中には日常生活機能低下，転倒，独居困難，入院，生命予後不良などが含まれる．

　フレイルティは，運動器を含む多数臓器の機能低下に起因することが多い．加齢の影響や，多くの併存症の影響を受けると考えられ，単一の疾患や，単一臓器の機能低下によるものでない場合がほとんどである．

　フレイルティの判定方法として，最も知られているのがFriedらの評価（CHS index）である（表1）．この判定では①栄養障害，②疲労感，③活動度，④身体能力（歩行速度），⑤筋力（握力）の5項目のうち，3項目に該当すると，フレイルティと判定される[2]．

　身体虚弱と精神心理的要因，社会的要因を含む多元的フレイルティ（multidimentional frailty）という概念も存在し，最近の評価法はそのような多因子の評価を組み込んでいるものが多い．代表的なものとして，以下2種類の評価方法を紹介する．

　Rolfsonらの評価（Edmonton scale）は，①認知機能，②健康状態，③手段的ADL，④社会支援の利用，⑤薬剤の服用，⑥栄養状態，⑦抑うつ状態，⑧尿失禁，⑨機能的動作から構成される[3]．

　Schuurmansらの評価（Groningen indicator）は，①移動能力，②体力の自己評価，③視力障害の有無，④聴力障害の有無，⑤栄養障害の有無，⑥薬剤，⑦認知症の有無，⑧精神心理的障

表1● Friedらによるフレイルティの定義（文献2より）
以下の5項目のうち，3項目以上に該当

1. 体重	1年で4.5 kg以上減少
2. 疲労感	自己評価
3. 活動量	1週間の生活活動量を評価（男性383 kcal未満，女性270 kcal未満）
4. 歩行速度の低下	15フィート（4.57 m）を歩く時間
5. 筋力低下	握力で評価

歩行速度の低下：

男性	女性
身長≤173 cm　7秒以上	身長≤159 cm　7秒以上
身長>173 cm　6秒以上	身長>159 cm　6秒以上

筋力低下（握力）：

男性		女性	
BMI≤24.0	29.0 kg以下	BMI≤23.0	17.0 kg以下
BMI 24.1〜26.0	30.0 kg以下	BMI 23.1〜26.0	17.3 kg以下
BMI 26.1〜28.0	30.0 kg以下	BMI 26.1〜29.0	18.0 kg以下
BMI>28.0	32.0 kg以下	BMI>29.0	21.0 kg以下

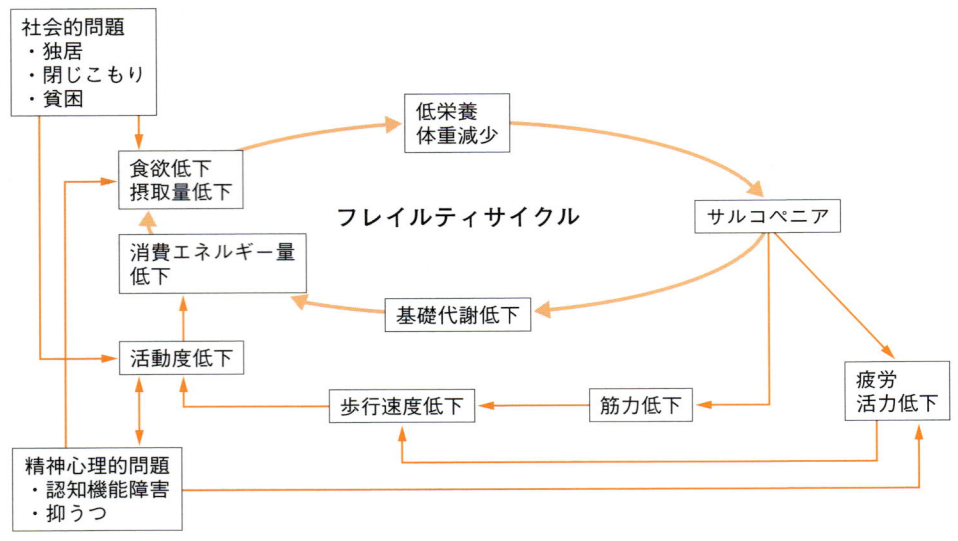

図1 ● フレイルティサイクル

の有無，から構成される[4]．

　フレイルティの存在が，実際に，以降の転倒の増加や身体機能低下，入院，生命予後不良に強く関連することがいくつかの研究で指摘されている[5, 6]．

　評価項目からもわかるように，フレイルティ，低栄養，サルコペニアは，それぞれ単独で存在するのではなく，オーバーラップした概念であると考えられている[7]．これら3つの因子が相互に影響・関連し合うことにより，低栄養からサルコペニア，転倒・骨折を起こし，さらに食事が摂れなくなり，嚥下筋群などにも悪影響を及ぼし，栄養状態を悪化させる…といった悪循環が形成され，徐々に状態が悪化していく．フレイルティサイクルでは低栄養，体重減少，疾患，加齢によってもたらされるサルコペニアがその中心的な病態像として位置づけられている（図1）[8]．

　このように，フレイルティはサルコペニアと類似点の多い概念であり，栄養療法と運動療法を取り入れた包括的な早期の日常生活への介入により，高齢者の日常生活活動度を維持し，要介護状態を予防できる可能性がある．

文献

1) Fried LP, et al. Frailty in older adults: evidence for a phenotype. J Gerontol A Biol Sci Med Sci. 2000; 56: 146-56.
2) 葛谷雅文．ライフステージ別栄養アセスメント：高齢者．In：臨床栄養別冊 ワンステップアップ栄養アセスメント 応用編．東京：医歯薬出版；2010．
3) Rolfson DB, Majumdar SR, Tsuyuki RT, et al. Validity and reliability of the Edmonton Frail Scale. Age Ageing. 2006; 35: 526-9.
4) Schuurmans H, Steverink N, Lindenberg S, et al. Old or frail: what tells us more? J Gerontol A Biol Sci Med Sci. 2004; 59: M962-5.
5) Boyd CM, Xue QL, Simpson CF, et al. Frailty, hospitalization, and progression of disability in a cohort of disabled older women. Am J Med. 2005; 118: 1225-31.
6) Ensrud KE, Ewing SK, Taylor BC, et al. Comparison of 2frailty indexes for prediction of falls, disability, fractures, and death in older women. Arch Intern Med. 2008; 168: 382-9.
7) 吉田貞夫．高齢者の低栄養の病態と栄養ケアのポイント．臨床栄養別冊．JCNセレクト在宅静脈経腸栄養．2013（印刷中）．
8) 葛谷雅文．フレイルティとは．臨床栄養．2011; 119: 755-9.

Q21 サルコペニア，ダイナペニア，ミオペニアはどう違うのですか．

A21
西谷 淳

サルコペニアは筋肉減少症，ダイナペニアは筋力減少症，ミオペニアはすべての疾患・すべての年齢に起因する筋肉減少症である．

■ サルコペニア

筋肉組織の退行性変化については，1931年にロンドンのキングスカレッジ病院の小児神経科医Critchleyが述べたのが始まりである[1]．その後，Rosenbergが1988年に初めて「サルコペニア」の用語を用いた[2]．

サルコペニアの原因は一次性サルコペニア（加齢），二次性サルコペニア（活動，栄養，疾患）に分類される[3]．若林は一次性サルコペニアを狭義のサルコペニア，一次性・二次性サルコペニアを包含して広義のサルコペニアとしている[4]．狭義のサルコペニアは筋量低下を意味し，広義のサルコペニアは筋量低下，筋力低下，身体機能低下を含む[3]．

サルコペニアの診断は，DEXAやBIAを用いた筋量の評価，握力による筋力の評価，歩行速度による身体機能の評価によって行われる．

■ ダイナペニア

ダイナペニアは，加齢に伴う筋力の減少である[5]．狭義のサルコペニアは筋肉量で定義されるため，筋力については触れられていない．しかし，筋力は筋肉量に完全には依存しない．12年間の縦断研究では大腿四頭筋断面積は16％の損失にもかかわらず，筋力は20〜30％減少していたことから，筋力は筋肉量よりも鋭敏に反応する[6]．

6年間の縦断研究でも筋力低下の程度によらず筋量の低下は同程度であったことから，筋量と筋力は同じ期間内でも同程度には低下せず乖離する[7]．この原因は神経学的には加齢に伴い運動単位の放電率の減少，運動野と脊髄反射の興奮性低下，神経伝導速度の減少が生じ，筋肉では線維束の長さの減少，羽状角の減少，腱剛性・筋肉の密度の低下による断面積あたりの筋力低下が生じるた

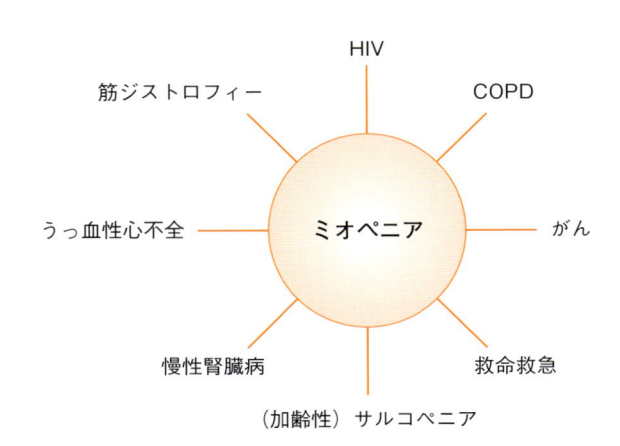

図1 ● ミオペニアによる臨床的に有意な筋萎縮（Fearon K, et al. J Cachexia Sarcopenia Muscle. 2011; 2: 1-3[8] より改変）

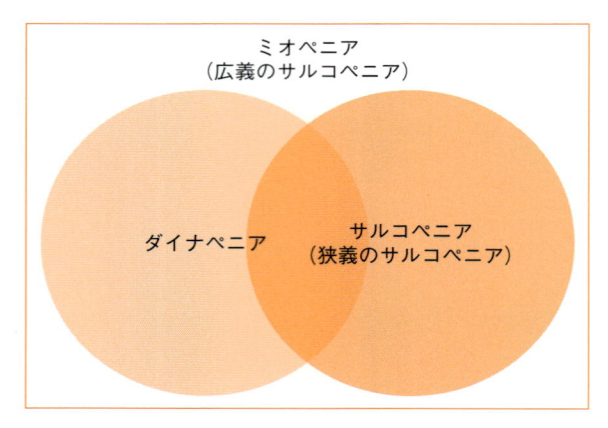

図2 ● サルコペニア，ミオペニアとダイナペニアの関係

めだとしている[7]．Clark[5]は筋肉量が増加しても筋力は低下することから，サルコペニアとダイナペニアは別の概念としてとらえるべきとしている．

ただし，筋肉量は筋力と完全に一致しないもののそれぞれに影響しあうため，筋肉量と筋力を同時に評価していくことが必要である．

■ミオペニア

ミオペニアは，すべての年齢・すべての疾患で生じる筋肉量と筋力低下と定義づけている（図1）[8]．ミオペニアの診断には筋肉量が①最近6カ月間の5％以上の損失，②FFMI（fat-free mass index：除脂肪体重指数）が30歳健常人の5パーセンタイル以下か，男性で16 kg/m^{2}以下，女性で15 kg/m^{2}以下で診断するとしている[8]．ミオペニアは広義のサルコペニアを指す．

サルコペニア，ダイナペニア，ミオペニアは図2の関係で表される．それぞれ独立した概念ではなく，相互に影響を及ぼすものと捉えるべきである．

文献
1) Critchley M. The neulogy of old age. Lancet. 1931; 217: 1331-7.
2) Rosenberg IH. Sarcopenia: origins and clinical relevance. J Nutr. 1997; 127: 990S-1.
3) Cruz-Jentoft AJ, Baeyens JP, Bauer JM, et al. Sarcopenia: European consensus on definition and diagnosis. Report of the European Working Group on Sarcopenia in Older People. Age Ageing. 2010; 39: 412-23.
4) 若林秀隆．サルコペニア．In: 若林秀隆，編．リハビリテーション栄養ハンドブック．1版．東京：医歯薬出版；2010．p.4-8.
5) Clark BC, Manini TM. What is dynapenia? Nutrition. 2012; 28: 495-503.
6) Delmonico MJ, Harris TB, Visser M, et al. Longitudinal study of muscle strength, quality, and adipose tissue infiltration. Am J Clin Nutr. 2009; 90: 1579-85.
7) Clark BC, Manini TM. Sarcopenia＝/＝dynapenia. J Gerontol A Biol Sci Med Sci. 2008; 63: 829-34.
8) Fearon K, Evans WJ, Anker SD. Myopenia-a new universal term for muscle wasting. J Cachexia Sarcopenia Muscle. 2011; 2: 1-3.

Q22 サルコペニアの診断基準を教えてください．

A22 ─────────────────────────────────西谷 淳
サルコペニアの診断には筋量低下，筋力低下，身体機能低下の3つが必要である．

　Baumgartnerら[1]は，高齢者を対象としたDEXAによる筋肉量測定により，四肢の骨格筋量が若年健康者の2標準偏差以下（男性7.26 kg/m² 以下，女性5.45 kg/m² 以下）でサルコペニアと診断している．ISCCWG（International Sarcopenia Consensus Conference Working Group）の診断基準[2]では筋肉量測定だけでなく，筋肉量減少（男性7.23 kg/m²，女性5.67 kg/m²）かつ歩行速度低下（1 m/秒以下）でサルコペニアと診断される．IWGS（International Working Group on Sarcopenia）の診断基準[3]では，筋肉の機能と量に関して定量的に評価が必要と述べている．

　EWGSOP（the European Working Group on Sarcopenia in Older People）の診断基準[4]では，①筋量低下（若年健康者の2標準偏差以下），②筋力低下（握力：男性30 kg以下，女性20 kg以下），③身体機能の低下（歩行速度0.8 m/秒以下）のうち，①で前サルコペニア，①と②または③でサルコペニア，①から③すべてに該当する場合重症サルコペニアと診断している．また，ここではサルコペニアを一次性サルコペニア，二次性サルコペニアに分類し，一次性を加齢のみによるサルコペニアとし，二次性を活動，疾患，低栄養に関連したサルコペニアに分類している．

　ただし，日本人では欧米人と体格や生活習慣が異なるため握力のカットポイントは男性25 kg以下，女性20 kg以下と推定される[5]．真田ら[6]が報告したサルコペニア簡易推定式（表1）によりサルコペニアを診断する方法もある．この簡易推定式で，男性は6.87 kg/m²，女性は5.46 kg/m² 以下でサルコペニアと診断される．下方ら[7]は65歳以上の男女について，年齢，BMI，下腿からSMIを推定する重回帰式を作成した．

男性：SMI＝－0.1026×年齢＋0.1341×BMI＋0.6034×下腿囲＋2.5653（r^2＝0.651）

女性：SMI＝－0.0413×年齢＋0.0513×BMI＋0.4438×下腿囲＋0.5509（r^2＝0.558）

表1 ● 性別によるSMI（骨格筋指数）の予測式（真田樹義，他．体力科学．2010; 59: 291-302[6]）

重回帰分析を用いての予測式（男性，187名）

変数	予測式（kg/m²）	決定係数 R^2	推定値の標準誤差	F値	P値
1つ	SMI＝0.220×BMI＋2.991	0.56	0.35	231.21	＜0.0001
2つ	SMI＝0.363×BMI－0.058×腹囲＋4.523	0.65	0.38	172.41	＜0.0001
3つ	SMI＝0.326×BMI－0.047×腹囲－0.011×年齢＋5.135	0.68	0.40	128.31	＜0.0001

重回帰分析を用いての予測式（女性，679名）

変数	予測式（kg/m²）	決定係数 R^2	推定値の標準誤差	F値	P値
1つ	SMI＝0.141×BMI＋3.377	0.45	0.14	559.9	＜0.0001
2つ	SMI＝0.133×BMI＋0.045×握力＋2.409	0.56	0.15	426.9	＜0.0001
3つ	SMI＝0.156×BMI－0.044×握力－0.010×腹囲＋2.747	0.57	0.17	295.4	＜0.0001

サルコペニアが引き起こす弊害として，呼吸機能低下，嚥下障害，移動能力の低下，ひいては寝たきりがあげられる．サルコペニアを予防するための診断には筋肉量の測定だけでは不十分であり，筋肉の機能として筋力・身体機能についても言及する必要がある．

筋肉量の測定には，DXA，BIA，MRI，CTのいずれかが望ましいとされている．身体計測による上腕周囲長や下腿周囲長の測定は誤差が大きいため，サルコペニアの診断には推奨されていない[8]．ただし，日本栄養アセスメント研究会身体計測基準値検討委員会が発表した日本人の新身体計測基準値（Japan Anthropometric Reference Deta：JARD2001）の下腿周囲長5パーセンタイル以下を考慮すると，28cm以下の場合にはサルコペニアが疑われる．

筋力低下，身体機能はそれぞれ握力と歩行速度といった臨床的に測定可能な項目での評価が可能である．

文献

1) Baumgartner RN, Koehler KM, Gallagher D, et al. Epidemiology of sarcopenia among the elderly in New Mexico. Am J Epidemiol. 1998; 147: 755-63.
2) Fielding RA, Vellas B, Evans WJ, et al. Sarcopenia: an undiagnosed condition in older adults. Current consensus definition: prevalence, etiology, and consequences. International working group on sarcopenia. J Am Med Dir Assoc. 2011; 12: 249-56.
3) Cesari M, Fieldimg RA, Pahor M, et al. Biomarkers of sarcopenia in clinical trials-recommendations from the International Working Group on Sarcopenia. J Cachexia Sarcopenia Muscle. 2012; 3: 181-90.
4) Cruz-Jentoft AJ, Baeyens JP, Bauer JM, et al. Sarcopenia: European consensus on definition and diagnosis. Report of the European Working Group on Sarcopenia in Older People. Age Ageing. 2010; 39: 412-23.
5) 原田　敦，秋下雅弘，江頭正人，他．サルコペニア─定義と診断に関する欧州関連学会のコンセンサスの監訳とQ&A．日老医誌．2012; 49: 788-805.
6) 真田樹義，宮地元彦，山元健太，他．日本人成人男女を対象としたサルコペニア簡易評価法の開発．体力化学．2010; 59: 291-302.
7) 下方浩史，安藤富士子．日常生活機能と骨格筋量，筋力との関連．日老医誌．2012; 49: 195-8.
8) 若林秀隆．リハビリテーション栄養アセスメント．In：若林秀隆，編．リハビリテーション栄養ハンドブック．1版．東京：医歯薬出版；2010．p.6.

Q23 サルコペニアにはどう対処したらよいですか.

A23
西谷 淳

サルコペニアには栄養療法とレジスタンストレーニングを併用することで対処する.

ヨーロッパのコンセンサス論文[1]では，一次性サルコペニアに対して，レジスタンストレーニング（以下RT）が最も有効であるとしている．低栄養状態の場合は適切な栄養管理を併用する．

活動に伴うサルコペニアに対しては，不要な安静，禁食を避けて筋肉量の維持を図る．

栄養に伴うサルコペニアに対しては適切な栄養管理が必要である．RTも有効である．

疾患に伴うサルコペニアに対しては，原疾患の治療が最優先である．

つまり，二次性サルコペニアに対しては疾患・全身状態のコントロールが不十分な時は飢餓予防の栄養管理と廃用予防のリハが有効である．治療が落ち着けば栄養改善目的の栄養管理と機能改善目的のリハが有効である．

対処方法としては，65歳以上のサルコペニア高齢者に対する8週間以上の経口での栄養補給の効果についてのシステマティックレビューでは，多くの報告で筋量の増加はみられなかったものの，運動介入の併用で下肢筋力・バランス・歩行能力・握力・階段昇降で改善を示す報告がみられている[2]．つまり，栄養摂取に運動も併用することで改善がみられやすい．

RT時の栄養摂取量について，Tielandら[3]は，虚弱高齢者に対して朝食と昼食に15gの蛋白質を補給すると身体機能が改善したとしている．澤田[4]は，食後3時間に合わせてRTを行い，RT直後に蛋白質10gと糖質を摂取することで最も効果的に筋量増加するとしている．

RTは，高齢者の筋肉量が増大される強度は（1RMの）80％以上，セット数，挙上回数は2～3セットを1セットにつき8～12回，頻度は週3回，期間は3カ月以上である（表1）[5]．サルコペニアの場合，傷害予防の観点から高強度のRTは実施困難なことがある．高齢者に対するRTの効果は低～中等強度（40～70％1RM）でも反復回数を増やすことで高強度のRTと同等である[6]．RTは低強度の運動から始めて，疲労，疼痛の程度をみながら徐々に負荷量を増やすのが重要である．

表1 ● サルコペニアの対処方法

① 必要エネルギー量を十分摂取できる，または健常時と比較して明らかな体重減少がない
② 栄養状態が改善されている
③ 必要エネルギー量に300～500 kcal程度付加して食事摂取を行う
④ 週3回，3カ月以上，8～12 RMのRTを2～3セット行う
⑤ RT後に蛋白質と糖質を摂取する
⑥ 定期的なモニタリングを行う

文献

1) Cruz-Jentoft Aj, Baeyens JP, Bauer JM, et al. Sarcopenia: European consensus on definition and diagnosis. Report of the European Working Group on Sarcopenia in Older People. Age Ageing. 2010; 39: 412-23.
2) Malafarina V, Uriz-Otano F, Iniesta R, et al. Effectiveness of nutritional supplementation on muscle mass in treatment of sarcopenia in old age. J Am Med Dir Assoc. 2013; 14: 10-7.
3) Tieland M, van de Rest O, Dirks ML, et al. Protein supplementation improves physical performance in frail elderly people: a randomized, double-blind, placebo-controlled trial. J Am Med Dir Assoc. 2012; 13: 720-6.
4) 澤田篤史．北海道済生会小樽病院におけるリハビリテーション直後のプロテイン摂取の取り組み．In: 若林秀隆，編．リハビリテーション栄養ケーススタディ．1版．東京: 医歯薬出版; 2011. p.13-20.
5) JPHA 財団法人 日本公衆衛生協会ホームページ http://www.jpha.or.jp/
6) Vincent KR, Braith RW, Feldman RA, et al. Resistance exercise and physical performance in adults aged 60 to 83. J Am Geriatr Soc. 2002; 50: 1100-7.

Q24 サルコペニアには分岐鎖アミノ酸がよいのですか.

A24
西谷　淳

サルコペニアには分岐鎖アミノ酸が有効であるが運動介入を併せて行うとより効果的である.

　高齢者では筋蛋白質同化刺激による筋蛋白質の合成促進作用と分解抑制反応が減弱しているために，サルコペニアが起こると考えられている[1].

　筋蛋白質合成は血液中のアミノ酸濃度に直接影響される[2]．血液中のアミノ酸濃度が低下した場合には骨格筋蛋白質合成速度は減少し，一方で，血液中のアミノ酸濃度が上昇した場合には骨格筋蛋白質合成速度は増加する．アミノ酸による蛋白同化作用は主に必須アミノ酸によるものであり，中でもロイシンは強い蛋白同化作用があると考えられている[2]．高齢者においても，十分な量のアミノ酸を経口摂取し血液中のアミノ酸濃度が上昇すれば骨格筋蛋白質合成速度は増加する[2].

　高齢者において必須アミノ酸だけを摂取した場合と非必須アミノ酸・必須アミノ酸を併せて摂取した場合，骨格筋蛋白質合成の促進作用は同等であり，アミノ酸の筋蛋白質合成促進は主に必須アミノ酸によるものである[3]．血中の必須アミノ酸濃度を上昇させ，生理作用を期待するには2g以上の必須アミノ酸を摂取することが望ましいとされている[4].

　サルコペニアが顕在化している地域在住の高齢女性（75歳以上）を対象とし，ロイシン高配合必須アミノ酸投与（3gを1日2回），週2回の運動トレーニング，およびその組合せによる3カ月間のランダム化比較試験を実施した．その結果，ロイシン高配合必須アミノ酸投与を組み合わせた群において，筋量，歩行速度，筋力が改善することが示されている[5]．ただし，高齢者では栄養補助食品の摂取により食事摂取量が低下してしまい全体の蛋白質摂取量が増加しないことがある[6].

　そのため，食事量が十分摂取できていることを前提としてBCAAが豊富な栄養補助食品の提供を勧めるべきである．また，サルコペニアに対する筋力増強は食事摂取だけでなく，レジスタンストレーニングなどの運動介入も含めて介入するべきである．高齢者は内臓機能が低下してくるため，BCAAを付加する場合には血液検査による定期的なモニタリング（1回/週〜月）を行う.

文献
1) 町田修一，黒坂光寿．サルコペニア―研究の現状と臨床への応用―サルコペニアの分子メカニズム．老年医学．2010; 48: 169-76.
2) 小林久峰．サルコペニア―サルコペニア研究の現状と臨床への応用―サルコペニア予防・改善のためのアミノ酸栄養．老年医学．2010; 48: 211-6.
3) Katsanos CS, Kobayashi H, Sheffield-Moore M, et al. Aging is associated with diminished accretion of muscle proteins after the ingestion of a small bolus of essential amino acids. Am J Clin Nutr. 2005; 82: 1065-73.
4) 濱田広一郎，木場孝繁，桜井政夫．分岐鎖アミノ酸飲料の単回摂取に対する血中分岐鎖アミノ酸応答．日臨栄会誌．2005; 27: 1-10.
5) Kim HK, Suzuki T, Saito K, et al. Effects of exercise and amino acid supplementation on body composition and physical function in community-dwelling elderly Japanese sarcopenic Women: a randomized controlled trial. J Am Geriatr Soc. 2012; 60: 16-23.
6) Fiatarone Singh MA, Bernsteun MA, Ryan AD, et al. The effect of oral nutritional supplements on habitual dietary quality and quantity in frail elders. J Nutr Health Aging. 2000; 4: 5-12.

Q25 サルコペニアにはビタミンDは有効ですか．

A25 吉田貞夫

血中ビタミンD濃度の低下した高齢者は，転倒のリスクが高く，握力，歩行速度が低下する．ビタミンDを補充することにより，筋力の回復，転倒リスクの軽減，さらには，死亡率の低下につながる．

Suzukiらが日本人の高齢女性について調査した報告によれば，ビタミンD不足（血清ビタミンD＜20μg/L）は，高齢女性の17.7％に認められ，ビタミンD不足群は，転倒したことがある者の割合が有意に高く，転倒を繰り返す傾向があることもわかった[1]．また，ビタミンD不足群では，握力，歩行速度，血清アルブミン値なども，より低値を示した．

高齢者施設などに入所している高齢者では，ビタミンDが不足しているものの割合は，より高いと考えられている．オーストリアの施設入所者961人の調査によれば，ビタミンDが不足していた（血清ビタミンD＜50 nmol/L）のは，892人（92.8％）だった．また，血中ビタミンDが14 nmol/L未満と著しく低値だった高齢者は，25.5 nmol/L以上の高齢者に比べて死亡のリスクが高いこともわかった．

これに対して，ビタミンDを補充することによって，筋力の回復，転倒リスクの軽減，さらには，死亡率の低下につながるという研究結果は多く，複数のメタ解析によってもその有用性が示唆されている[3,4]．SSCWD（Society for Sarcopenia, Cachexia, and Wasting Disease）の勧告では，サルコペニア症例に対して，血清ビタミンD濃度を測定し，100 nmol/L（およそ40μg/L）未満の症例では，ビタミンDの補充を行うべきであると記載されている[5]．しかしながら，わが国ではサルコペニア症例での血清ビタミンDの測定は保険適応外とされているため，臨床の場で測定することは困難である．

Yamadaらは，レジスタンストレーニングを行う在宅高齢者で，ビタミンD，蛋白質10 g，BCAAなどを含有する補助食品を週3回，3カ月間にわたって摂取することにより，骨格筋指数（SMI），最大歩行速度が増加し，サルコペニアの罹患率も減少したと報告している[6]．ビタミンD補充単独よりも，レジスタンストレーニングとの併用，複数の栄養素の補充を行う包括的な介入の方が，サルコペニアの防止・治療に有用である可能性が高い．

文献

1) Suzuki T, Kwon J, Kim H, et al. Low serum 25-hydroxyvitamin D levels associated with falls among Japanese community-dwelling elderly. J Bone Miner Res. 2008; 23: 1309-17.
2) Pilz S, Dobnig H, Tomaschitz A, et al. Low 25-hydroxyvitamin D is associated with increased mortality in female nursing home residents. J Clin Endocrinol Metab. 2012; 97: E653-7.
3) Bischoff-Ferrari HA, Dawson-Hughes B, Willett WC, et al. Effect of vitamin D on falls: A meta-analysis. JAMA. 2004; 291: 1999-2006.
4) Autier P, Gandini S. Vitamin D supplementation and total mortality: A meta-analysis of randomized controlled trials. Arch Intern Med. 2007; 167: 1730-7.
5) Morley JE, Argiles JM, Evans WJ, et al; Society for Sarcopenia, Cachexia, and Wasting Disease. Nutritional recommendations for the management of sarcopenia. J Am Med Dir Assoc. 2010; 11: 391-6.
6) Yamada M, Arai H, Yoshimura K, et al. Nutritional supplementation during resitant training improved skeletal muscle mass in community-dwelling frail older adults. J Frailty & Aging. 2012; 1: 64-70.

Q26 サルコペニアと骨粗鬆症は合併しやすいのですか.

A26
西谷 淳

サルコペニアと骨粗鬆症は合併しやすい.

骨粗鬆症は，低骨量と骨組織の微細構造の異常を特徴とし，骨の脆弱性が増大し，骨折の危険性が増大する疾患である．骨粗鬆症に影響を与える因子は，性別，年齢，骨密度，既存骨折，喫煙，飲酒，ステロイド，カルシウム，身体活動・日常生活活動などがあげられる[1]．Sirola ら[2] は閉経後の女性のサルコペニアと骨粗鬆症について，遺伝的素因，閉経後のホルモンの変化，体重と体組成，身体機能と日常生活活動，ビタミンDが両者共通の潜在的な危険因子だとしている．

Verschueren ら[3] は，サルコペニアと骨粗鬆症について男性679名（平均年齢59.6歳）について日常生活活動，喫煙，投薬状況，骨密度，筋肉量，筋力，身体機能を調査した結果，11.9％にサルコペニアを認め，サルコペニアの男性は有意に骨密度が低かったとしている．

55歳以上の新鮮大腿骨近位部骨折患者と骨粗鬆症外来通院患者におけるサルコペニアの検討（平均年齢71.3歳，女性比率76.6％，DEXAによる上肢・下肢筋量をそれぞれ身長の2乗で除した上肢補正筋量，下肢補正筋量で比較）で，上肢補正筋量は 1.48 kg/m^2，1.50 kg/m^2 で有意差を認めなかったが，補正下肢筋量はそれぞれ 4.45 kg/m^2，4.64 kg/m^2 で有意差を認めた[4]．

17〜77歳の女性213名を対象としてDXAによる筋量測定からサルコペニア（骨格筋量 5.45 kg/m^2 以下）の割合と，骨粗鬆症の割合を調査した研究では，閉経前の女性ではサルコペニアの割合が1.5％だったのに対し，閉経後の女性では19.5％だった．骨量が減少している場合，閉経前ではサルコペニアの割合は12.5％，閉経後ではサルコペニアの割合は25％だった[5]．また，352名（男性：136名，平均年齢73.9歳，女性：216名，平均年齢73.5歳）のBMI，血清アルブミン，DXAによるBMD，四肢骨格筋量を測定した結果，BMI，血清アルブミンでは差がみられなかったが，BMD，四肢骨格筋量では女性で有意に低値を示した[6]．高齢女性250名を対象として骨密度，サルコペニアの割合を調査した研究でも統計学的有意差はみられなかったものの，骨密度が低下していればサルコペニアの割合が増加していた[7]．

以上よりサルコペニア，中でも加齢性サルコペニアと骨粗鬆症は合併しやすいため，サルコペニアを診断する際には骨粗鬆症も併せて診断することが重要である．

文献
1) Assessment of fracture risk and its application to screening for postmenopausal osteoporpsis. Report of a WHO study group. WHO technical report series. 1994; 843: 1-129.
2) Sirola J, Kröger H. Similarities in acquired factors related to postmenopausal osteoporosis and sarcopenia. J Osteoporos. 2011; 1-14.
3) Verschueren S, Gielen E, O'Neill TW, et al. Sarcopenia and its relationship with bone mineral density in middle-aged and elderly European men. Osteoporos Int. 2013, 24: 87-98.
4) 飛田哲朗, 原田 敦, 酒井義人. 高齢者の転倒・骨折予防を目的とした, 加齢性筋肉減少症（サルコペニア）の診断法の開発. 第27回健康医科学研究助成論文集. 2012. p.128-37.
5) Walsh MC, Hunter GR, Livingstone MB. Sarcopenia in premenopausal and postmenopausal women with osteopenia, osteoporosis and normal bone mineral density. Osteoporos Int. 2006; 17: 61-7.
6) Coin A, Perissinotto E, Enzi G, et al. Predictors of low bone mineral density in the elderly: the role of dietary intake, nutritional status and sarcopenia. Eur J Clin Nutr. 2008; 62: 802-9.
7) Frisori A Jr, Chaves PH, Inqham SJ, et al. Severe osteopenia and osteoporosis, sarcopenia, and frailty status in community-dwelling older women: results from the Women's Health and Aging Study (WHAS) II. Bone. 2011; 48: 952-7.

Q27 サルコペニアにカロリー制限は有用ですか.

A27
西谷　淳

サルコペニアの改善については賛否両論があり，明確なエビデンスは存在していない.

　カロリー制限は，加齢に伴う酸化ストレスの発生速度を遅くすることでアンチエイジング効果を得るものである．必要量より20〜40％少ないカロリーを摂取することで，自然な経年老化と病気や負の生活習慣行動に起因する老化加速の両方を遅らせて，集団の中央値と最大寿命の両方を増加させるとしている[1].

　カロリー制限にサルコペニア予防効果があることは，アカゲザルで検証されている．Colemanらによると，カロリー制限により加齢に伴う糖尿病，がん，心血管疾患，脳萎縮の発症を減少させた[2]．しかし，Mattisonらによると，がんの発生率は対照群と比較して改善されていたが，心血管疾患の発生率には差がみられなかった．2型糖尿病の発生を防ぐこともなかった[3].

　ヒトでのカロリー制限では成長期で実施すれば発達上の問題を引き起こす可能性があり，開始する時期が遅ければ十分な成果を受けることはできない[4]．米国のカロリー制限協会[5]では，カロリー制限によるアンチエイジング効果をあげる一方で，骨量減少，体温低下，小児・青年・および若年成人での成長不全，空腹感，生理不順，テストステロンの減少のリスクもあげている．

　カロリー制限によるカロリー摂取は，1日摂取カロリー＝体重×0.4単位（1単位＝80kcal）を1つの目安とする[6]．しかし，低栄養のサルコペニア患者では，カロリー制限によって低栄養とサルコペニアが悪化する可能性があることに留意する．サルコペニアの治療法ではなく，サルコペニアの予防法であると捉えたほうが妥当である[7].

　カロリーリストリクション以外に，カロリー制限模倣物質（calorie restriction mimetics）の研究も行われている．カロリー制限模倣物質の例として，メトホルミン（非糖尿病患者における骨格筋でのグルコース取り込みを引き起こさない），レスベラトロール（骨格筋における酸化ストレスを防御する），ラパマイシン（mTORシグナル伝達を阻害により細胞老化を減速させる）などがある[4,7].

　よって，現時点でもカロリー制限による改善効果は賛否両論であり，ヒトでの明確なエビデンスは存在していない．

文献
1) Merri BJ. Oxidative stress and mitochondrial function with aging--the effects of calorie restriction. Aging Cell. 2004; 3: 7-12.
2) Coleman RJ, Anderson RM, Johnson SC, et al. Caloric restriction delays disease onset and mortality in rhesus monkeys. Science. 2009; 325: 201-4.
3) Mattison JA, Roth GS, Beasley TM, et al. Impact of caloric restriction on health and survival in rhesus monkeys from the NIA study. Nature. 2012; 489: 318-21.
4) Burks TN, Cohn RD. One size may not fit all: anti-aging therapies and sarcopenia. Aging (Albany NY). 2011; 3: 1142-53.
5) CR Society INTERNATIONAL http://www.crsociety.org/
6) 百崎　良. サルコペニアの予防（アンチエイジング）. In: 若林秀隆, 藤本篤士, 編. サルコペニアの摂食・嚥下障害—リハビリテーション栄養の可能性と実践. 東京: 医歯薬出版; 2012. p.81-4
7) Ingram DK, Zhu M, Mamczarz J, et al. Calorie restriction mimetics: an emerging research field. Aging Cell. 2006; 5: 97-108.

Q28 サルコペニア肥満とはなんですか．どう対処したらよいですか．

> **A28** ....西谷　淳
> 筋肉量は少ないにもかかわらず，肥満となっている状態を指す．筋肉量を維持しながら減量することが必要である．

■ サルコペニア肥満の歴史
サルコペニア肥満（sarcopenic obesity）という言葉はHeberによって1996年に初めて使われた[1]．サルコペニアは筋量，筋力の低下，身体機能低下で規定されるが，サルコペニア肥満は病的変化として，著明な体重増加ならびに筋量・筋力低下している状態を指す．ただし，現在サルコペニア肥満の明確な定義は出されていない．

■ 頻度
サルコペニア肥満の割合は，韓国で526名を対象としたDEXAを用いた調査では，男性では全体では6.3％，女性では4.1％がサルコペニア肥満であった[2]．DXA法により，四肢の筋肉量（appendicular skeletal mass）を身長の2乗で割ったRelative Skeletal Muscle Index（RSMI）を用いてサルコペニアを評価した場合，高齢者のサルコペニア肥満の頻度は5～10％であり，80歳以上になると10％を超える[3-5]．

■ 病態
サルコペニア肥満の病態は以下の特徴があげられる．

①肥満に比べて膝OAになりやすい
サルコペニア肥満では，サルコペニアでない肥満の場合より，同じ体重であっても変形性膝関節症の有病割合が高かった．サルコペニアで肥満でない場合には，変形性膝関節症のリスクではみられなかった[6]．

②認知機能低下が起こりやすい
60歳代以上の1127人を対象として筋肉量，腹囲でサルコペニア，肥満，サルコペニア肥満，正常の4群に分類した．認知機能にはWAIS-Ⅲを用いた．60歳代では認知機能と身体組成に相関を認めなかったが，70歳代で以上ではサルコペニア，肥満と認知機能の悪化が関連していた[7]．

③心疾患のリスクが高い
腹囲，筋肉量，握力により標準，肥満，サルコペニア，サルコペニア肥満の4グループに分類して8年間の追跡調査を行った結果，サルコペニア肥満グループは標準グループと比較して心血管疾患のリスクが23％増加した[8]．

④糖尿病に罹患しやすい
サルコペニア肥満は年齢とは関連せず，インスリン抵抗性，高インスリン血症，多血症，拡張期血圧と関連し，肥満の病気としての特徴を大きく反映している[9]．特に肥満や2型糖尿病患者で筋肉内に脂肪が蓄積するとインスリン抵抗性が惹起される．さらに，この筋肉でのインスリン抵抗性は筋力低下をもたらすことが考えられる[10]．

■ 対処
栄養療法，運動療法単独での介入ではサルコペニア，肥満を悪化させるリスクが生じるため，栄養療法と運動療法の組み合わせが望ましい．栄養療法では必要量に対して750 kcal/日の制限，運

動療法では有酸素運動に加えてレジスタンストレーニングの実施が望ましい[11].

文献

1) Heber D, Ingles S, Ashley JM, et al. Clinical detection of sarcopenic obesity by bioelectrical impedance analysis. Am J Clin Nutr. 1996; 64 (3 Suppl): 472S-477S.
2) Kim TN, Yang SJ, Yoo HJ, et al. Prevalence of sarcopenia and sarcopenic obesity in Korean adults: the Korean sarcopenic obesity study. Int J Obes. 2009; 33: 885-92.
3) Baumgartner RN. Body composition in healthy aging. Ann NY Acad Sci. 2000; 904: 437-48.
4) Davison KK, Ford E, Cogswell M, et al. Percentage of body fat and body mass index are associated with mobility limitations in people aged 70 and older from NHANES III. J Am Geriatr Soc. 2002; 50: 1802-9.
5) Baumgartner RN, Wayne SJ, Waters DL, et al. Sarcopenic Obesity predicts instrumental activities of daily living disability in the elderly. Obes Res. 2004; 12: 1995-2004.
6) Lee S, Kim TN, Kim SH. Sarcopenic obesity is more closely associated with knee osteo-arthritis than is nonsarcopenic obesity: A cross-sectional study. Arthritis Rheum. 2012; 64: 3947-54.
7) Levine ME, Crimmins EM. Sarcopenic obesity and cognitive functioning: the mediating roles of insulin resistance and inflammation? Curr Gerontol Geriatr Res. 2012; 2012: 826398.
8) Stephan WC, Janssen I. Sarcopenic-obesity and cardiovascular disease risk in the elderly. J Nutri Health Aging. 2009; 13: 460-6.
9) 荒木 厚, 周 赫英, 森 聖二郎. Sarcopenic Obesity —代謝からみたサルコペニアの意義. 日老医誌. 2012; 49: 210-3.
10) 荒木 厚. 代謝栄養との関連. In: 葛谷雅文, 雨海照祥, 編. 栄養, 運動で予防するサルコペニア. 1版. 東京: 医歯薬出版; 2013. p.82-3.
11) Vincent HK, Raiser SN, Vincent KR. The aging musculoskeletal system and obesity-related considerations with exercise. Ageing Res Rev. 2012; 11: 361-73.

Q29 サルコペニアで嚥下障害になることがあるのですか.

A29　　　　　　　　　　　　　　　　　　　　　　　　　　　　　　　　　森　隆志
全身性のサルコペニアと舌や舌骨上筋群の筋力低下・機能低下との関連が指摘されており，サルコペニアによる嚥下障害の存在が提唱されている．ただし，嚥下筋のサルコペニアの診断基準や評価方法は未確立である．

　嚥下筋の筋力低下は嚥下障害の主な原因の1つとして考えられる．サルコペニアによると疑われる高齢者の嚥下障害の特徴として，口唇閉鎖力の低下や咀嚼筋力の低下，舌による移送時間の延長，喉頭前庭閉鎖のタイミングの遅れ，嚥下時の舌骨の運動時間の延長，咽頭収縮筋群の収縮力の低下などが指摘されている[1-3]．

　こうした運動機能の変化は全身性のサルコペニアに伴う咀嚼筋群・舌筋群・舌骨上筋群のサルコペニアによる影響が大きいと考えられる．Butlerらは健常高齢者で誤嚥を認める群と認めない群を比較し舌筋力の有意な差を認め，舌筋力と握力には有意な相関があったと報告している[4]．また，藤島は握力が低いと咽頭部の梨状窩の食物残留が多い点から全身性のサルコペニアに伴い嚥下筋群のサルコペニアが進行する可能性を指摘している[5]．Tamuraらは超音波検査により測定した舌の厚さは年齢と上腕筋面積に関連することを示しサルコペニアによる嚥下障害の存在を示唆している[6]．さらにKurodaらはsarcopenic dysphagiaという用語を用いて高齢の嚥下障害の入院患者のgraded water-swallowing test（GWST：水およびとろみ水を2mL，3mL，5mLと飲み，0点から6点の6段階で評価）と上腕周囲長が有意に相関すると報告している[7]．

　嚥下筋群のサルコペニアの測定で確立された評価方法はまだないが，種々の試みによって嚥下関連筋群と全身の筋力・筋量の指標となる上肢の筋力との関連が明らかになりつつある．

　また，臨床的にも直接的に嚥下機能に影響を及ぼさない診断（大腿骨近位部骨折など）で入院する患者が入院後に嚥下障害を呈するケースをよく経験する．こうしたケースは加齢・低栄養・廃用・侵襲・悪液質といったサルコペニアの原因を複数抱えている場合が多く，サルコペニアによる嚥下障害の患者はかなり多いと推察される．サルコペニアによる嚥下障害をきたしやすい診断としては肺炎・慢性閉塞性肺疾患・大腿骨頸部/転子部骨折などが臨床的に考えられる．

　現状では，全身性のサルコペニア（あるいはそのリスクファクター）や頸部の筋萎縮，舌筋力低下，背臥位での頭部挙上困難を確認することでサルコペニアの嚥下障害を疑っていく必要がある．

文献
1) Ney DM, Weiss JM, Kind AJ, et al. Senescent swallowing: impact, strategies, and interventions. Nutr Clin Pract. 2009; 24: 395-413.
2) Humbert IA, Robbins J. Dysphagia in the elderly. Phys Med Rehabil Clin N Am. 2008; 19: 853-66.
3) Rofes L, Arreola V, Romea M, et al. Pathophysiology of oropharyngeal dysphagia in the frail elderly. Neurogastroenterol Motil. 2010; 22: 851-8.
4) Butler SG, Stuart A, Leng X, et al. The relationship of aspiration status with tongue and handgrip strength in healthy older adults. J Gerontol A Biol Sci Med Sci. 2011; 66: 452-8.
5) 藤島一郎. 脳卒中. In: 若林秀隆, 藤本篤士, 編著. サルコペニアの摂食・嚥下障害. 東京: 医歯薬出版; 2012. p.131-9.
6) Tamura F, Kikutani T, Tohara T, et al. Tongue thickness relates to nutritional status in the elderly. Dysphagia. 2012; 27: 556-61.
7) Kuroda Y, Kuroda R. Relationship between thinness and swallowing function in Japanese older adults: implications for sarcopenic dysphagia. J Am Geriatr Soc. 2012; 60: 1785-6.

Q30 サルコペニアでは呼吸筋も障害されるのですか．また，呼吸筋トレーニングは有効なのですか．

A30
宮崎慎二郎

呼吸筋も加齢や疾患によってサルコペニアを生じ，咳嗽や呼吸運動の低下をきたす．呼吸筋トレーニングを行う場合は，他の骨格筋同様，基礎疾患のコントロールおよび適切な栄養管理のもと実施すべきである．

肺は胸郭に囲われており，呼吸運動は胸郭の拡大・縮小によって行われる．その胸郭は筋肉によって動かされており，吸気時に胸郭を拡大させるために働く筋肉を吸気筋，呼気時に胸郭を縮小させるために働く筋肉を呼気筋と呼び，両者を合わせて呼吸筋と呼ぶ．健常人では，安静吸気の60〜70%は横隔膜で行われ，安静呼気は吸気時の胸郭変形が弾性収縮力により復元することで行われるため，横隔膜以外の呼吸筋の活動はほとんど必要としない．しかし，深呼吸や努力呼吸，咳嗽時には，胸郭のさらなる拡大を図るために胸鎖乳突筋や斜角筋などの吸気筋と，腹圧を高め，横隔膜の挙上を促すための腹筋群を中心とした呼気筋の活動が必要となる．これら呼吸筋の筋力が低下すると，咳嗽や呼吸運動が十分に行えない事態に陥る場合がある．

一般的に呼吸筋力の測定には口腔内圧計を用いて最大吸気圧(maximum inspiratory pressure：PImax)，最大呼気圧(maximum expiratory pressure：PEmax)を測定する方法が普及しており，日本人を対象とした予測式も出されている[1]．

- PImaxの予測式　男性：PImax＝45.0−0.74×年齢(歳)＋0.27×身長(cm)＋0.60×体重(kg)
　　　　　　　　女性：PImax＝−1.5−0.41×年齢(歳)＋0.48×身長(cm)＋0.12×体重(kg)
- PEmaxの予測式　男性：PEmax＝25.1−0.37×年齢(歳)＋0.20×身長(cm)＋1.20×体重(kg)
　　　　　　　　女性：PEmax＝−19.1−0.18×年齢(歳)＋0.43×身長(cm)＋0.56×体重(kg)

広義のサルコペニアの原因は加齢，疾患，活動，栄養であり，呼吸筋においても生じる．気流制限のない健常成人を対象とした場合，呼吸筋力は加齢に伴い低下する[1]．また，健常高齢者の呼吸筋力を高活動群と低活動群で比較した場合，PImax，PEmaxともに高活動群の方が高く，咳嗽力も強かったことから身体活動レベルも呼吸筋力と関係すると考えられている[2]．

疾患に関しては，脊髄損傷や神経筋疾患における呼吸筋力の低下は容易に理解できる．人工呼吸管理患者においても，横隔膜の筋萎縮や蛋白崩壊が認められ(図1)[3]，調節呼吸を受けている時間に比例して横隔膜筋力は低下する[4]．人工呼吸管理によって生じる横隔膜の機能不全は，ventilator-induced diaphragmatic dysfunctionと呼ばれ，特に長期人工呼吸管理患者の離脱困難を起こす重要な原因の1つとして考えられている[5]．Ventilator-induced diaphragmatic dysfunctionを防止するには，調節呼吸を避け，なるべく自発呼吸を温存する必要があるが，適切な換気モードや設定圧などは明らかではない．人工呼吸器離脱困難例に対する積極的な吸気筋トレーニングに関しては，PImaxが上昇し離脱率が改善した報告[6]がある．

一方，慢性呼吸器疾患である慢性閉塞性肺疾患(COPD)は慢性的な負の栄養バランス，労作時呼吸困難による活動量の低下などによりサルコペニアを生じる疾患である．COPDでは呼吸筋力の低下も認められ，下肢筋力や除脂肪体重などと関連がある[7]．COPDにおける吸気筋トレーニングは，メタアナリシスで，PImax，6分間歩行距離，呼吸困難の有意な改善が示されている[8]．一方で，呼吸リハに関するガイドラインでは，吸気筋トレーニングを呼吸リハの必須の構成

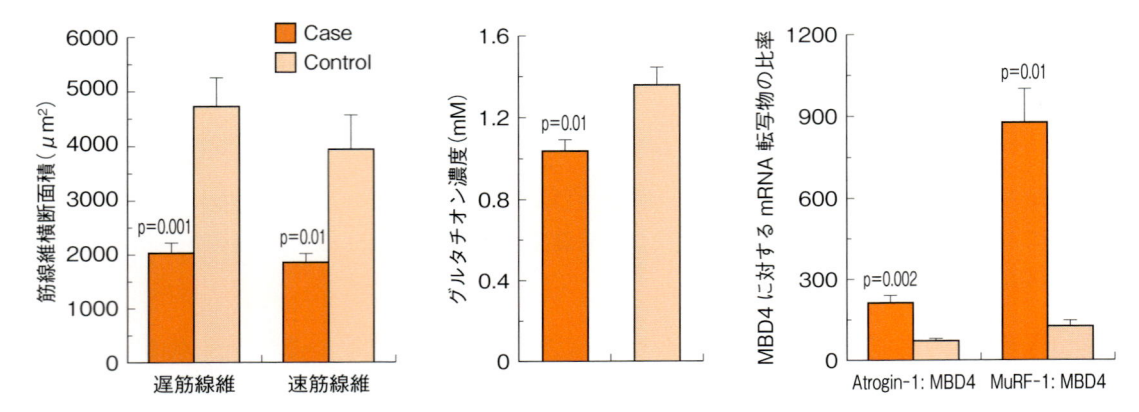

図1 ● 人工呼吸管理中に生じる横隔膜線維の萎縮（Levine S, et al. N Engl J Med. 2008; 358: 1327-35[3]）より改変）
完全に自発呼吸を消失させた上で，人工呼吸器による調節呼吸を 18〜69 時間受けている群（Case）と 2〜3 時間受けている群（Control）での比較．Case において，横隔膜における筋線維横断面積の減少，グルタチオン濃度の低下，筋萎縮関連因子の上昇が認められている．

要素としてルーチンに行うことを支持するエビデンスはない[9]，呼吸筋トレーニングは特に全身運動トレーニングと併用すると効果的である[10] とされており，呼吸筋トレーニング単独での効果に対するエビデンスは高くない．

人工呼吸管理中や慢性呼吸器疾患で生じる呼吸筋力の低下は，疾患，活動（呼吸運動），栄養の問題が重複した呼吸筋のサルコペニアととらえることができる．呼吸筋力が低下している場合に限り，呼吸筋トレーニングを行うことで筋力やそれに追随するアウトカムの改善を期待できるが，他の骨格筋同様，基礎疾患のコントロールおよび適切な栄養管理のもとで実施すべきである．安易な呼吸筋トレーニングは呼吸筋の筋力低下や易疲労性を増強させ，逆効果を生じさせると筆者は感じている．

文献

1) 鈴木正史，寺本信嗣，須藤英一，他．最大呼気・吸気筋力の加齢変化．日胸疾会誌．1997; 35: 1305-11.
2) Freitas FS, Ibiapina CC, Alvim CG, et al. Relationship between cough strength and functional level in elderly. Rev Bras Fisioter. 2010; 14: 470-6.
3) Levine S, Nguyen T, Taylor N, et al. Rapid disuse atrophy of diaphragm fibers in mechanically ventilated humans. N Engl J Med. 2008; 358: 1327-35.
4) Jaber S, Petrof BJ, Jung B, et al. Rapidly progressive diaphragmatic weakness and injury during mechanical ventilation in humans. Am J Respir Crit Care Med. 2011: 183: 364-71.
5) Petrof BJ, Jaber S, Matecki S. Ventilator-induced diaphragmatic dysfunction. Curr Opin Crit Care. 2010; 16: 19-25.
6) Martin AD, Smith BK, Davenport PD, et al. Inspiratory muscle strength training improves weaning outcome in failure to wean patients: a randomized trial. Crit Care. 2011; 15: R84.
7) 田代隆良，浦田秀子，千住秀明，他．慢性肺気腫患者の呼吸筋力，下肢筋力，栄養状態に関する研究．長崎大学医学部保健学科紀要．2002; 15: 1-8.
8) 塩谷隆信，佐竹將宏，玉木 彰，他．呼吸リハビリテーションの科学的エビデンス．呼吸．2010; 29: 1047-60.
9) Ries AL, Bauldoff GS, Carlin BW, et al. Pulmonary Rehabilitation: Joint ACCP/AACVPR Evidence-Based Crinical Practice Guidelines. Chest. 2007; 131: 4-42S
10) GOLD 日本委員会監．慢性閉塞性肺疾患の診断，治療，予防に関するグローバルストラテジー 2011 改訂版（日本語版）．http://www.goldcopd.org/uploads/users/files/GOLDReport2011_Japanese.pdf

Q31 大腿骨近位部骨折の後に嚥下障害になることがあるのはなぜですか．

> **A31** 高橋浩平
> 大腿骨近位部骨折では加齢，廃用，飢餓，侵襲などサルコペニアの原因が重複することが多く，嚥下筋にもサルコペニアが生じるからである．

　大腿骨近位部骨折の受傷前は常食や嚥下食を摂取していたのに，受傷後は経口摂取が困難となる症例をしばしば経験する．誤嚥性肺炎を発症することも少なくない．大腿骨近位部骨折の術後合併症として，肺炎の発症率は 3.2〜6％と報告されている[1-3]．その中には嚥下機能低下による誤嚥性肺炎も含まれている[3]．肺炎を合併症すると入院期間が延長し，死亡のリスクも高まる[4]．

　大腿骨近位部骨折患者は高齢者が多く，受傷前から潜在的に嚥下筋のサルコペニア（presbyphagia，老嚥）を合併していることがある．脳卒中や神経筋疾患，認知症などのため転倒・受傷したケースでは，受傷前から嚥下障害を併発していることが珍しくない．この上に骨折や手術による侵襲，周術期の安静・禁食，不適切な栄養管理が加われば，嚥下筋のサルコペニアは進行する．また気管挿管による声帯の粘膜損傷，咽頭浮腫，感覚鈍化，反回神経麻痺なども嚥下障害の原因となりえる[5]．術後に誤嚥性肺炎を発症すれば，さらに嚥下機能が低下する．このように大腿骨近位部骨折後では複数の要因が重複するため（表 1），嚥下機能が急速に低下する．

　入院時点ですでに低栄養が疑われる症例，ならびに骨折による侵襲で高度な炎症をきたしている症例では，嚥下機能評価・介入が重要である[6]．受傷後の早期手術は肺炎のリスクを低下させ[7]，早期離床・リハ，早期経口摂取は嚥下筋のサルコペニアを予防すると考えられる．経口摂取を開始する際には嚥下評価を行い，経口摂取が少なければ，末梢静脈栄養や栄養補助食品を併用するなど，多職種が連携したリハ栄養を早期から実践することが大切である．

表 1 ● 大腿骨近位部骨折後の嚥下筋のサルコペニア

一次性サルコペニア	高齢者に多い
活動に関連したサルコペニア	骨折後から周術期のベッド上安静，禁食
栄養に関連したサルコペニア	周術期の禁食，不適切な栄養管理
疾患に関連したサルコペニア	骨折・手術による侵襲（急性炎症による蛋白異化亢進），気管挿管による反回神経麻痺の可能性

文献
1) 鈴木聡美, 田畑美織, 村井邦彦, 他. 高齢者大腿骨頸部骨折手術 525 症例の術前・術後合併症の検討. 麻酔. 1999; 48: 528-33.
2) Merchant RA, Lui KL, Ismail NH, et al. The relationship between postoprerative complications and outcomes after hip fracture surgery. Ann Acad Med Singapore. 2005; 34: 163-8.
3) 田積匡平, 鳥居行雄. 高齢者大腿骨近位部骨折後の誤嚥性肺炎と嚥下機能評価に基づいた食事摂取方法. Hip Joint. 2012; 38: 287-90.
4) Lo IL, Sui CW, Tse HF, et al. Pre-operative pulmonary assessment for patients with hip fracture. Osteoporos Int. 2010; 21: S576-86.
5) 中島純子. 術後性の嚥下障害に対する摂食機能療法. 臨床リハ. 2011; 20: 133-9.
6) 井出浩希, 若林秀隆, 工藤 浩, 他. 大腿骨近位部骨折術後患者の摂食・嚥下機能低下に影響を及ぼす因子の検討. 静脈栄養. 2013; 28: 531.
7) Simunovic N, Devereaux PJ, Sprague S, et al. Effect of early surgery after hip fracture on mortality and complications: systematic review and meta-analysis. CMAJ. 2010; 182: 1609-16.

Q32 Presbyphagia（老嚥）とはなんですか．

> **A32** 金久弥生
> Presbyは老人・高齢者，phagiaは嚥下である．健常高齢者における加齢による嚥下機能低下，つまり老人性嚥下機能低下がpresbyphagia（老嚥）である．

　加齢に伴う摂食・嚥下機能を含む口腔機能低下は，初期においては潜在化し気がつかない機能低下である．図1のような悪循環（廃用症候群）を断ち切れず機能低下が高度に進行して初めて，噛めない・食べられない・飲み込みにくい，という自覚症状が顕在化することになる[1]．

　加齢変化として，味覚・嗅覚の減退，歯牙数の減少，唾液分泌量の低下，咽頭の下垂，咽頭収縮筋の収縮力減退，頸椎可動性低下，咀嚼筋力低下などがあげられる[2]．

　高齢者ではこのような嚥下機能低下を認めることはよく知られている．これが老人性嚥下機能低下（presbyphagia，老嚥）という概念である[3-8]．Presbyphagiaは加齢に伴う嚥下の変化を示し，歯の喪失，唾液生成の減少，顎の筋緊張の喪失，結合組織弾力の喪失，舌運動遅延か，感覚機能の変化，構造変化（骨棘，狭窄，頸や顎の関節炎，姿勢の変化）などがあげられている[9]．また，presbyphagiaに影響する要因には，ゆっくりした嚥下，乾燥，感覚変化，気道流入，静止時舌圧の減少とサルコペニアがある[9,10]（図2）．

　Presbyphagiaは，加齢以外に明らかな要因を認めない嚥下機能低下である一次性presbyphagiaと，疾患，活動，栄養など加齢以外の要因を認める嚥下機能低下である二次性presbyphagiaに分類される．Dysphagiaは高齢者に限らず摂食・嚥下障害全体を指す言葉であり[11]，二次性presbyphagiaはdysphagiaであることが多いと考えられるが，一次性presbyphagiaは障害とは異なる加齢による嚥下機能低下である．

　一次性・二次性ともにpresbyphagiaは早期発見と対応が重要である．

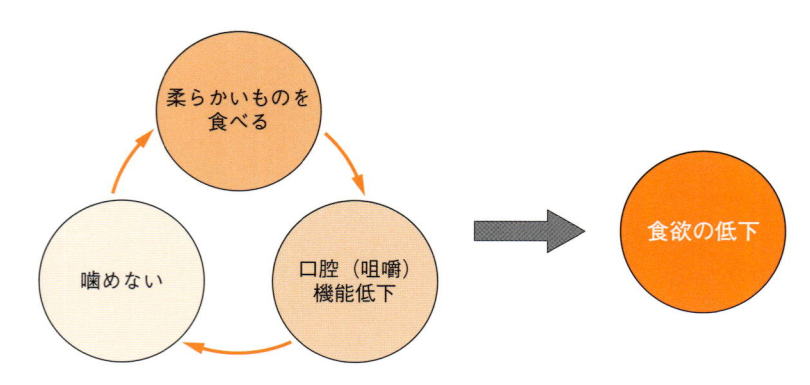

図1 ● 口腔（咀嚼）機能低下の悪循環スパイラル（平野浩彦，他．口腔機能について．In：平野浩彦，他監修．実践介護予防 口腔機能向上マニュアル．東京：財団法人東京都福祉保健財団；2006. p.4[1]）

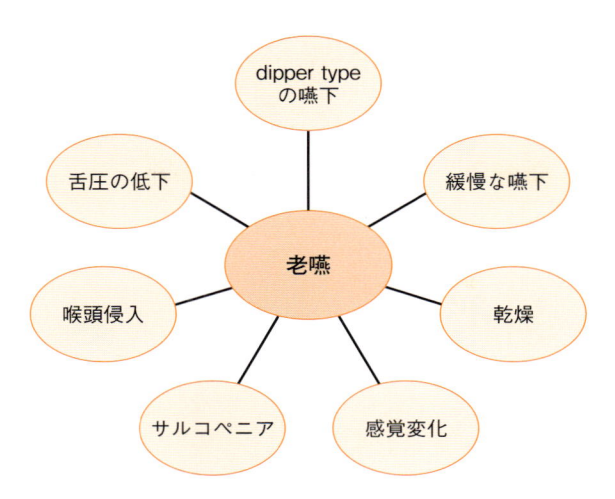

図2 ● 老嚥の要因：健常高齢者の嚥下メカニズムにおける変化

（中心：老嚥／周囲：dipper typeの嚥下、緩慢な嚥下、乾燥、感覚変化、サルコペニア、喉頭侵入、舌圧の低下）

文献

1) 平野浩彦, 細野 純. 口腔機能について. In: 平野浩彦, 細野 純, 監修. 実践介護予防 口腔機能向上マニュアル. 東京: 財団法人東京都福祉保健財団; 2006. p.2-6.
2) 津戸佐季子. 後期高齢者. In: 若林秀隆, 編. リハビリテーション栄養ハンドブック. 東京: 医歯薬出版; 2010. p.270-3.
3) 若林秀隆. サルコペニアとは. In: 若林秀隆, 編. サルコペニアの摂食・嚥下障害. 東京: 医歯薬出版; 2012. p.2-7.
4) Jahnke V. Dysphagia in the elderly. HNO. 1991; 39: 442-4.
5) Humbert IA, Robbins J. Dysphagia in the elderly. Phys Med Rehabil Clin N Am 2008; 19: 853-66.
6) Ginocchio D, Borghi E, Schindler A. Dysphagia assessment in the elderly. NTM. 2009; 27: 9-15.
7) Ney DM, Weiss JM, Kind AJ, et al. Senescent swallowing: impact, strategies and interventions. Nutr Clin Pract. 2009; 24: 395-413.
8) Ney DM, Weiss JM, Kind AJ, et al. Senescent swallowing: impact, strategies, and interventions. Nutr Clin Pract. 2009; 24: 395-413.
9) 園田明子. サルコペニアによる摂食・嚥下障害の評価と治療. In: 若林秀隆, 編. サルコペニアの摂食・嚥下障害. 東京: 医歯薬出版; 2012. p.93-9.
10) Satellite Symposium proceeding from the 7th EUGMS congress: integrated Management of Dysphagia and Malnutrition.
    http://www.nestlenutrition-institute.org/resources/library/Free/conference-proceeding/eugms2011/Documents/CH-NES-037%20EUGMS%206pp%20SH_LR_single%20(2).pdf
11) 金子芳洋, 千野直一. 序説. In: 金子芳洋, 監修. 摂食・嚥下リハビリテーション. 東京: 医歯薬出版; 1998. p.2-4.

Q33 口腔機能は低栄養の時に低下するのですか.

A33 森　隆志
低下する．口腔の機能低下と低栄養には関連性が認められている．

　低栄養と口腔の健康状態の悪化は関連性がある．口腔の形成やその健康状態の維持には蛋白質やビタミンA・B群・C・D，カルシウム，鉄などが深く関わっている．低栄養がエナメル質形成不全（乳児・小児），唾液腺の機能低下・唾液組成の変化をもたらしう歯が増加する可能性が示唆されている[1]．

　また，栄養状態の悪い高齢者は，栄養状態のよい高齢者に比し，咀嚼能力が低い可能性がある．Okadaらは，咀嚼能力の低下は咀嚼運動周期・歯の状態・体重・上腕周囲長と関連し，かつ年齢・咀嚼能力・握力・性別が血清アルブミン値と関連することから咀嚼能力と栄養状態は関連性があるとしている[2]．

　施設入所中の高齢者の口腔の健康状態と低栄養の関連性があるとの複数の報告があり，Van Lanckerらによる系統的レビューでは低栄養と口腔健康状態（口腔内の問題の数，舌の変化，唾液流量，カンジダ症），低栄養と咀嚼障害に関連が認められている[3]．さらに，上腕筋面積と年齢が舌筋の厚さに関連することから低栄養や加齢によるサルコペニアが口腔機能に影響を及ぼす可能性が指摘されている[4]．

　また，Yoshidaらは在宅の虚弱高齢者716名を調査した結果，咬合支持の喪失や低いADL，性別（女性）は低栄養と有為に関連すると報告している[5]．

　様々な報告より口腔機能と低栄養は相互に関連していると考えられるが，この2つをつなぐ要因の1つとしてサルコペニアが考えられる（図1）．サルコペニアによる摂食・嚥下障害が生じることにより，経口摂取の能力が低下し，栄養摂取量が低下することで低栄養となり，かつ低栄養がサルコペニアの原因の1つになるためである．また，サルコペニアによる摂食・嚥下障害は，咀嚼運動の低下に伴う唾液分泌量低下から口腔乾燥・口腔衛生不良状態をもたらす可能性がある．さらにサルコペニアによって口腔粘膜の脆弱化や口腔周囲の筋萎縮が起こると義歯不適合となり，栄養摂取量低下のリスクが生じると考えられる．

　低栄養により口腔機能が低下していると思われる場合は，リハ栄養の考え方が有用と考えられる．以下，筆者の経験を踏まえて低栄養で口腔機能が低下している患者・利用者への対応方法につ

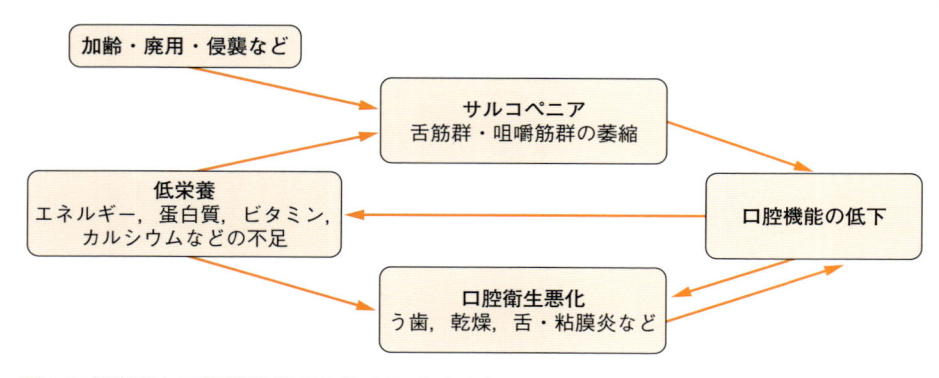

図1 ● 低栄養と口腔機能低下の負のスパイラル

いて述べる．まず栄養状態，サルコペニア，摂食・嚥下機能（特に背臥位での頭部挙上が可能かどうか，口腔内の食物残渣，頸部や舌の筋萎縮，嚥下造影検査での咽頭残留などに着目する），口腔衛生について現状と原因を評価し，今後の栄養管理，リハの見通しについて検討する．栄養・水分の摂取量が不足している場合は，嚥下に適した栄養補助食品も含めた経口摂取での補給を優先するが，速やかに必要な栄養・水分を摂取できない場合は，状態に応じて経管栄養や静脈栄養を行う．口腔衛生不良であれば，口腔内治療や口腔衛生管理を実施し，まず口腔内の環境を改善する必要がある．義歯不適合であれば，義歯の調整を実施する．口腔機能に特化した筋萎縮予防や機能維持のための訓練としては，口輪筋・咀嚼筋群・内舌筋群・舌骨上筋群の徒手的モビライゼーション，ストレッチング，可動域訓練，協調運動訓練などがある．機能改善のリハが実施可能な栄養状態であれば，口唇・舌の抵抗運動や頭部挙上訓練といったレジスタンストレーニングを実施する．

文献

1) Sheetal A, Hiremath VK, Patil AG, et al. Malnutrition and its oral outcome? a review. J Clin Diagn Res. 2013; 7: 178-80.
2) Okada K, Enoki H, Izawa S, et al. Association between masticatory performance and anthropometric measurements and nutritional status in the elderly. Geriatr Gerontol Int. 2010; 10: 56-63.
3) Van Lancker A, Verhaeghe S, Van Hecke A, et al. The association between malnutrition and oral health status in elderly in long-term care facilities: A systematic review. Int J Nurs Stud. 2012; 49: 1568-81.
4) Tamura F, Kikutani T, Tohara T, et al. Tongue thickness relates to nutritional status in the elderly. Dysphagia. 2012; 27: 556-61.
5) Yoshida M, Kikutani T, Yoshikawa M, et al. Correlation between dental and nutritional status in community-dwelling elderly Japanese. Geriatr Gerontol Int. 2011; 11: 315-9.

Q34 持久力低下の原因はなんですか．

> **A34** 黄　啓德
> 持久力低下の原因は，①加齢や疾患による不活動・安静からの身体・精神機能低下に関連するものと，②栄養障害による関連するものと，大きく2つに分かれる．

　持久力とは「ある一定のパフォーマンスをできるだけ長時間に渡って維持することができる能力」[1]であり，生理学的には「筋のエネルギー源の供給と代謝産物の回収の定常性が維持される状態」[2]と定義される．持久力は，局所的な筋肉を使う運動を持続する筋持久力と，全身運動を持続する全身持久力に分かれる．ここでは，全身運動を持続するための全身持久力について述べる．

　全身持久力は，呼吸・循環の持久力と捉えることができ，体内に酸素を取り込む呼吸器系とその酸素を骨格筋へ輸送する酸素運搬系が関与している．したがって全身持久力は，最大酸素摂取量と心拍数を指標にするのが一般的である[3]．

　全身持久力低下の原因は，①加齢や疾患による不活動・安静からの身体・精神機能の低下に関連するものと，②栄養障害による関連するものと，大きく2つに分かれる．

■ 身体・精神機能低下，廃用症候群に関連する要因

①加齢：認知機能や歩行能力低下，転倒などの老年症候群．
②疾患による安静・不活動：心不全，呼吸不全，腎不全，肝不全，がん，甲状腺機能亢進症，脳卒中，神経筋疾患，感染症，抑うつ状態など．
③廃用症候群：一定期間以上の安静臥床，たとえば術後，高次脳機能障害など．
④その他：生活環境や日々の体調，日常の運動習慣など．

■ 栄養障害に関連する要因

①飢餓，侵襲：短期の飢餓では肝臓，筋肉のグリコーゲンが分解し枯渇する．長期の飢餓では筋蛋白の分解，内臓蛋白の減少から免疫能低下，創傷治癒遅延，臓器障害に至る．
②貧血（一部）：鉄欠乏性貧血，葉酸・ビタミンB_{12}欠乏性貧血など．
③肥満：メタボリックシンドロームやサルコペニア肥満．
④悪液質：食思不振，炎症，インスリン抵抗性，筋蛋白崩壊などがあり[4]，通常のエネルギー摂取だけでは改善が困難な場合が多い．

　その他，サルコペニアも持久力低下の原因の1つであり，その原因も加齢，活動，疾患，栄養によるものが多いことから[5]，持久力低下の原因には，実際には複数の要因や病態が合併していることが少なくない．そのため，持久力低下の原因を究明するには，各要因や病態を適切に評価することが重要だと考える．

文献
1) Hollman W, Hettinger T. Sportsnedizin. Arbeits- und Trainingsgrundlagen. Stuttgart: Scattauer; 1976.
2) 竹宮　隆．末梢循環と持久力．In：石河利寛，編．持久力の科学．東京：杏林書院；1997. p.53-81.
3) 伊藤浩充．持久力低下に対する運動療法．In：市橋則明，編．運動療法学．東京：文光堂；2008. p.200-15.
4) Evans WJ, Morley JE, Argilés J, et al. Cachexia: a new definition. Clin Nutr. 2008; 27: 793-9.
5) Cruz-Jentoft AJ, Baeyens JP, Bauer JM, et al. Sarcopenia: European consensus on definition and diagnosis. Age Ageing. 2010; 39: 412-23.

Q35 全身持久力低下にはどう対処したらよいですか.

A35 黄　啓徳

全身持久力低下の要因として，疾患や加齢，栄養障害，サルコペニアなど，あるいは複数の要因が合併しているのかを適切に評価する．その上で，病態に応じたトレーニングやリハ栄養プランを立てることが重要である．

　全身持久力低下の要因は多くあり，またそれぞれの要因が合併していることが少なくない．全身持久力低下の対処には，その要因を適切に評価する必要がある．疾患や加齢による不活動・安静，生活習慣，栄養障害，サルコペニアなどを評価する．特に栄養障害による全身持久力低下は少なくない．そのため，全身持久力低下の評価にリハ栄養評価を行うのは有効な手段といえる．

　一般的な持久力評価法には，6分間歩行テスト（6-minute walk test：6MWT）やシャトルウォーキングテスト（shuttle walking test：SWT）などがある．6MWT は 6 分間でどのくらいの距離を歩行できるかを測定する．最大酸素摂取量との相関が高く[1]，高齢者に対しても安全性や再現性[2]が確認されており，日常生活動作能力[3]や QOL[4]との関連性もみられる．SWT は 1 分ごとに漸増するスピードに合わせて歩行することで，その歩行距離を測定して評価する．

　全身持久力向上のために，心肺機能の向上を目指したトレーニングを行う．最大酸素摂取量の 60～70％，あるいは目標心拍数を予測最高心拍数（220－年齢）の 75％程度の運動が適している．自覚的運動強度では，「ややきつい」から「きつい」と感じる程度を目安にする．このような強度の有酸素運動を 1 回 30～60 分，週 3～5 回行う[5]．

　現実には高齢や廃用などにより積極的にトレーニングできないことも少なくない．この場合，全身持久力向上よりも，まずは機能維持を目標に，関節可動域訓練，座位による離床時間の確保，低負荷の筋力強化，立位訓練，短距離の歩行訓練，ADL 訓練などから始めるとよい．

　リハ訓練や全身持久力向上トレーニングをする際は，栄養管理も必要となる．全身持久力を発揮するには適切なエネルギー量の確保，特に筋肉には十分なグリコーゲンを蓄えるために糖質の補給が重要である．筋肉のグリコーゲンが枯渇すると運動中のエネルギーが不足となり，易疲労性となる．また酸素運搬能力にかかわる貧血，特に最も多い鉄欠乏性貧血にも注意する．栄養にはヘモグロビンを構成する鉄，蛋白質，鉄の吸収を高めるビタミン C の摂取が重要となってくる．適切な栄養評価や管理を行わずに訓練を行うと，全身持久力低下を招く可能性があることに注意する．

文献

1) Butland RJ, Pang J, Gross ER, et al. Two-, six, and 12-minute walking tests in respiratory disease: Br Med J. 1982; 284: 1607-8.
2) Enright PL, Mc Burnie MA, Bittner V, et al. Cardiovascular health study. The 6-min walk test: a quick measure of functional status in elderly adults. Chest. 2003; 123: 387-98.
3) Solway S, Brooks D, Lacasse Y, et al. A qualitative systematic overview of the measurement properties of functional walk tests used in the cardiorespiratory domain. Chest. 2001; 119: 256-70.
4) Harada ND, Chiu V, Stewart AL, et al. Mobility-related function in older adults: assessment with a 6-minute walk test. Arch Phys Med Rehabil. 1999; 80: 837-41.
5) 中村隆一, 齋藤　宏. 基礎運動学. 6版. 東京: 医歯薬出版; 2009. p.313-30.

Q36 ICUAWとはなんですか．廃用症候群とは違うのですか．

A36
高橋浩平

ICUAW（intensive care unit acquired weakness）とは，ICU入室中の人工呼吸器管理下の重症患者によく合併する，全身の筋肉量・筋力低下を主体とした神経筋障害のことである．

ICUにおける重症疾患患者の生存率は向上している一方で，背景にある病態や安静臥床の日数では説明のつかない重度の筋肉量・筋力低下，四肢麻痺を呈することがある．これまでにも，ICU入室中の重症疾患患者において，不活動による廃用性筋萎縮とは病態が異なるミオパチーやニューロパチーが生じることは多く報告されている[1]．そして長期的にも身体機能障害を残すことが報告されている．長期ICU在室（28日以上）患者の59％に，数年後にも神経学的検査上，運動神経または感覚神経障害を認めた[2]．またICU退室2年後でも歩行障害などの機能障害，運動制限を認め，生活関連QOLが低下していた[3]．神経筋障害は人工呼吸器管理の離脱やICU入室期間の延長，リハの長期化，死亡率に影響を与える[4]．これらを単なる廃用とは区別することが必要であり，Stevensら[1]はICU入室中に生じる重症疾患多発性ニューロパチー（critical illness polyneuropathy：CIP），ミオパチー（myopathy：CIM），これらが混在するニューロミオパチー（polyneuropathy and myopathy：CIPM）の総称をICUAWとした．

敗血症のような全身性炎症による代謝変動（筋蛋白異化亢進），多臓器不全，ベッド上安静，高血糖，ステロイド使用，神経筋阻害薬使用などがICUAWの原因としてあげられている[4]．特にステロイドと神経筋阻害薬はICUAWの危険因子である[5]．

ICUAWの診断は，身体評価（表1）[6]や神経生理学的検査（表2）[7]によって行われる．

これまで廃用症候群と判断されていた症例でもICUAWを合併している可能性がある．敗血症，多臓器不全，長期人工呼吸器管理のいずれかに該当する重症患者では約半数にICUAWを合併していた[5]．ICU入室中・後の筋肉量・筋力低下を不活動による廃用性筋萎縮なのか，末梢神経や骨格筋に組織学的変性を伴うICUAWなのかの評価を行い，早期にリハを進めていくことが重要である．

ただしICUAWの治療は，原疾患の治療に併せて，敗血症の管理，血糖コントロール，ステロイド・神経筋阻害薬・鎮静薬の適切な使用を考慮したうえで，早期離床・リハを進めていくことが鍵となる．同時に低栄養も過栄養も避けた適切な栄養管理も必須である．Schweickertら[8]は，人工呼吸器管理下の重症患者に対する鎮静中断中の早期運動療法は，対照群（通常のケア）と比べ

表1 ● ICUAWの診断基準

①重症疾患後に発症した全身の筋力低下であること
②筋力低下は全身性（近位筋と遠位筋の両方），左右対称，弛緩性で，脳神経は正常（顔のゆがみはない）
③24時間超の間隔をあけて2回以上の評価で，MRC（medical research council：徒手筋力テストと同様）で評価した筋力の合計点（両側の肩外転，肘屈曲，手伸展，股屈曲，膝伸展，足背屈をMRCでそれぞれ評価，60点満点）が48点未満（平均が4未満）
④人工呼吸器管理が必要
⑤筋力低下の原因として，重症疾患に関連しない疾患を除外

以上の5項目のうち，①，②，③もしくは④，⑤を認めた場合，ICUAWと診断[6]．

表2 ● ICUAWにおける臨床的・電気生理学的・組織学的特徴
（Lee CM, et al. BMC Med. 2012; 10: 115[7] より改変）

	CIP	CIM	CIPM
身体検査	遠位筋の弱化 遠位感覚障害 深部腱反射正常または低下	近位筋の弱化 感覚正常 深部腱反射正常または低下	遠位筋と近位筋の弱化 遠位感覚障害 深部腱反射低下
電気生理学的検査	CMAP 低下 SNAP 低下 MUAP 正常 伝導速度は正常かほぼ正常	CMAP 低下 SNAP 正常 MUAP 低下 筋電図は持続時間短縮，低振幅電位を示す	CMAP 低下 SNAP 低下 MUAP 低下 筋電図は持続時間短縮，低振幅電位を示す
組織学的検査	遠位運動・感覚神経の軸索変性	太いフィラメント（ミオシン）の減少，タイプⅡ線維の萎縮・壊死	太いフィラメント（ミオシン）の変性と減少，タイプⅡ線維の萎縮・壊死

CIP：重症疾患多発性ニューロパチー，CIM：重症疾患多発性ミオパチー，CIPM：重症疾患多発性ニューロミオパチー，CMAP：複合筋活動電位，SNAP：感覚神経活動電位，MUAP：運動単位活動電位

人工呼吸器装着期間やせん妄期間が短縮し，退院時のADL自立度，歩行能力が高く，有用であると報告している．また近年，早期リハとしての神経筋電気刺激療法やサイクルエルゴメーターはICUAWの発生を減少させる可能性が示唆されている[7]．ICUAWの早期リハは，1職種では限度があり，多職種で取り組むことが重要である．

文献

1) Stevens RD, Marshall SA, Cornblath DR, et al. A framework for diagnosing and classifying intensive care unit-acquired weakness. Crit Care Med. 2009; 37: 299-308.
2) Fletcher SN, Kennedy DD, Ghosh IR, et al. Persistent neuromuscular and neurophysiologic abnormalities in long-term survivors of prolonged critical illness. Crit Care Med. 2003; 31: 1012-6.
3) Cheung AM, Tansey CM, Tomlinson G, et al. Two-year outcomes, health care use, and costs of survivors of acute respiratory distress syndrome. Am J Respir Crit Care Med. 2006; 174: 538-44.
4) Schefold JC, Bierbrauer J, Weber-Carstens S. Intensive care unit—acquired weakness (ICUAW) and muscle wasting in critically ill patients with severe sepsis and septic shock. J Cachexia Sarcopenia Muscle. 2010; 1: 147-57.
5) Stevens RD, Dowdy DW, Michaels RK, et al. Neuromuscular dysfunction acquired in critical illness: a systematic review. Intenseve Care Med. 2007; 33: 1876-91.
6) Zanni JM, Korupolu R, Fan E, et al. Rehabilitation therapy and outcomes in acute respiratory failure: an observational pilot project. J Crit Care. 2010; 25: 254-62.
7) Lee CM, Fan E. ICU-acquired weakness: what is preventing its rehabilitation in critically ill patients? BMC Med. 2012; 10: 115.
8) Schweickert WD, Pohlman MC, Pohlman AS, et al. Early physical and occupational therapy in mechanically ventilated, critically ill patients: a randomized controlled trial. Lancet. 2009; 373: 1874-82.

Q37 Muscle quality とはなんですか．改善できますか．

> **A37**　　　　　　　　　　　　　　　　　　　　　　　　　　　　　　　　　　　　高橋浩平
> Muscle quality（筋肉の質）とは，筋肉量（筋断面積）あたりの筋力の強さのことである[1]．筋肉量が少なくても筋力が強ければ筋肉の質は高く，筋肉量が多くても筋力が弱いと筋肉の質は低いといえる．

骨格筋を評価するうえで，骨格筋の量と質の両方を評価していくことが重要である．一般的に筋力は筋肉量と関連があるとされるが，高齢者や肥満では筋力は必ずしも筋肉量に依存しないことが示唆されている．75 歳の高齢者では，筋肉量は 1 年に男性では 0.80〜0.98％，女性では 0.64〜0.70％低下するのに対し，筋力は 1 年に男性では 3〜4％，女性では 2.5〜3％低下する[2]．筋力低下は筋肉量低下より 2〜5 倍速く進行するため，加齢により筋肉の質も低下する．

肥満と筋肉の質との関連も示唆されている．Villareal ら[3] は，肥満高齢者では非肥満高齢者と比べ，筋肉の質が低く，frailty（虚弱）の要因の 1 つであったと報告している．加齢や肥満により筋肉内に脂肪組織が蓄積したり，線維性の結合組織が形成される．これらは収縮能力を持たないため，筋肉の質が低下する原因となる．他にも筋肉の質が低下する原因として，運動単位数の減少，α運動ニューロンの興奮性低下，神経伝達物質の減少，興奮収縮連関の機能不全，Ⅱ型筋線維の萎縮などがある[1]．また痛みも筋力低下の原因となる．

筋肉の質は CT あるいは MRI で筋断面積を測定した上で，等速性筋力測定装置などで筋トルクを測定し，筋トルク/筋断面積（Newton meters/cm^2）で算出して評価できる．超音波診断装置法を用いた筋輝度測定も筋肉の質の指標となる可能性がある．骨格筋内に非収縮組織の比率が増加すると超音波画像は高輝度化を呈する．

Ivey ら[4] は，健常成人および健常高齢者に対しレジスタンストレーニングを実施した結果，両群で筋肉量，筋力とともに筋肉の質も向上したと報告している．Goodpaster ら[5] は健常高齢者に対し，1 年間身体運動（有酸素運動，筋力強化，柔軟，バランス訓練）を行うと，加齢による筋肉量の喪失，筋力低下，筋肉内への脂肪浸潤を防止したと報告している．

筋力増強の初期には筋肥大よりも神経的要因が強いとされている．筋肉量が増加しなくても，筋力が増加する，つまり筋肉の質が改善することで ADL，QOL が改善する可能性がある．

文献
1) Russ DW, Gregg-Cornell K, Conaway MJ, et al. Evolving concepts on the age-related changes in "muscle quality". J Cachexia Sarcopenia Muscle. 2012; 3: 95-109.
2) Mitchell WK, Williams J, Atherton P, et al. Sarcopenia, dynapenia, and the impact of advancing age on human skeletal muscle size and strength; a quantitative review. Front Physiol. 2012; 3: 260.
3) Villareal DT, Banks M, Siener C, et al. Physical frailty and body composition in obese elderly men and women. Obese Res. 2004; 12: 913-20.
4) Ivey FM, Tracy BL, Lemmer JT, et al. Effects of strength training and detraining on muscle quality: age and gender comparisons. J Gerontol A Biol Sci Med Sci. 2000; 55: B152-7.
5) Goodpaster BH, Chomentowski P, Ward BK. Effects of physical activity on strength and skeletal muscle fat infiltration in older adults: a randomized controlled trial. J Appl Physiol. 2008; 105: 1498-503.

Q38 ERAS, ESSENSE とはなんですか.

A38 宮田 剛

ERAS とは Enhanced Recovery After Surgery の頭文字をとった略語で，結腸癌の周術期管理において，早期回復に向けて論文化された根拠のある対策を集めた北欧発信の推奨対策集である．またそれを発展的に日本に普及するプロジェクトが ESSENSE である．

外科周術期管理は，これまで外科医の経験に基づいた方法で行われてきたが，これを見直し，論文化された根拠のある方法を有機的に組み合わせて，患者の身体的回復を速める方法が提唱された．これが，欧州代謝栄養学会（ESPEN）から発信された ERAS である．

2005 年に Fearon らによるコンセンサスレビューが発表され[1]，それまで 1 週間だった術後在院日数が約 3 日に短縮されると報告されたことから，驚きをもって各施設に広まった．

合計 22 項目の及ぶ推奨事項は，「入院前の十分なオリエンテーション」「退院時ゴールの設定」に始まって，「術前腸管前処置の廃止」「術前絶食の廃止」などの術前処置，「短時間作用型麻酔薬の使用」「硬膜外麻酔の併用」「術中低体温予防」など麻酔と術中管理に関する事項，また「創の短縮」「ドレーンの削減」など外科医が関与する事項，また「術後経鼻胃管の廃止」「術後早期からの経口摂取再開」「鎮痛の徹底」「早期離床プログラムの策定」などの術後管理，「退院後ケアプログラムの徹底」や「成績集計とフィードバック」などその後のケアに関しても言及されている．これらの実施が患者の回復を促進し，合併症を減らして術後在院日数の短縮にも通じるというものである．

ERAS をわが国にも導入するにあたって日本外科代謝栄養学会では，この推奨事項を吟味し，日本の実情に合わせて導入しやすい「エッセンス（必須事項）」を提案するプロジェクトを開始した．ESSENSE は，ESsential Strategy for Early Normalization after Surgery with patient's Excellent satisfaction の意を込めた略語である[2]．これは ERAS のように個々の具体的介入策を示すのではなく，目指すべき患者の状態の方向性だけを示すことで，各施設の創意工夫を刺激して，よりよい周術期管理を創出するねらいがある．個々の介入策例はホームページから論文を紹介している[2]．

目指すべき中心的理念を，「生体侵襲反応の軽減」「身体的活動性の早期自立」「栄養摂取の早期自立」「周術期不安軽減と回復意欲の励起」という 4 つにまとめた．

鎮痛の徹底や創の短縮などで侵襲反応を軽減し，周術期リハを行ったり，無駄なライン類を減らすことによって活動性を自立させ，また腸管活動のブランクを最小限にして早期に栄養摂取を自立させる努力をすること，またゴールを意識させる十分な情報提供によって不安を軽減し，回復意欲を高めることなどが実施されれば，回復は促進されていくはずとしている．

文献
1) Fearon KCH, Ljungqvist O, Von Meyenfeldt OM, et al. Enhanced recovery after surgery: A consensus review of clinical care for patients undergoing colonic resection. Clin Nutr. 2005; 24: 466-77.
2) http://www.jsmmn.jp/essense/index.html

Q39 Prehabilitation とはなんですか.

A39 高橋浩平

Prehabilitation（プレハビリテーション）とは pre（前）と rehabilitation（リハビリテーション）を合わせた用語で，手術待機中や疾患予防目的に運動療法を行うことである．

周術期では安静を強いられることが少なくない．手術の侵襲により筋蛋白異化が亢進する．したがって周術期は廃用・侵襲による二次性サルコペニアを生じやすい．サルコペニアは術後合併症の増加，入院期間の延長，死亡率の増加，QOL 低下のリスクが高まる．近年，術後早期回復を目的に集学的リハプログラムを行う ERAS の有用性が示唆されている．

一方，手術待機中に運動療法を行うことで身体機能を改善・向上させ，術後合併症の減少や早期回復を目指す，プレハビリテーションも有用性が報告されている．心臓外科・腹部外科の手術を行う前に，呼吸筋トレーニングや運動トレーニング（レジスタンストレーニング，有酸素運動など）を行うと，術後合併症減少と入院期間短縮の可能性がある[1]．人工膝・股関節置換術では術後合併症の減少と入院期間短縮を認めなかった[1]．がん患者に対するプレハビリテーションは，術前の運動療法は歩行能力，心肺機能を改善させる可能性がある[2]．ただし，高齢者に対するプレハビリテーションは術前の機能を改善させるが，術後の外科的予後を改善させるかは不明である[3]．

プレハビリテーションは運動療法のみではなく，栄養管理や疼痛管理，不安軽減などを含むこともある．なかでも術前より低栄養やサルコペニアを認める場合はプレハビリテーションに栄養療法を組み合わせることが有用である．大腸がん手術患者に対し，術前に運動療法（有酸素運動とレジスタンストレーニング）と栄養療法（栄養指導とホエイタンパクの投与：蛋白質摂取 1.2 g/kg/日），不安軽減（臨床心理士による指導）を組み合わせたプレハビリテーションを実施すると，プレハビリテーション導入前と比べ術後の歩行能力が有意に改善した[4]．

高齢者に対する術前のプレハビリテーションにおける適切な期間，強度，内容に関しては一定の見解を得ていないが，表 1 のような推奨がある[5]．呼吸筋トレーニングは比較的短期間の 2 週間程度でも有用であり，術後肺合併症を軽減する可能性がある[1]．

表 1 ● プレハビリテーションプログラム（Killewich LA. J Am Coll Surg. 2006; 203: 735-45[5] より改変）

様式	頻度	内容	栄養補給
有酸素運動	手術 3 カ月前から，週 3 回，20〜45 分	トレッドミル訓練，最大心拍数の 45〜65%	運動実施 3 時間前に糖質 140 g
レジスタンストレーニング	手術 6 週間前から，週に 2 回	最大筋力の 80% の負荷量を 8〜10 回	運動実施直後に蛋白質 10 g，糖質 7 g，脂質 3 g

文献
1) Valkenet K, van de Port IG, Dronkers JJ, et al. The effects of preoperative exercise therapy on postoperative outcome: a systematic review. Clin Rehabil. 2011; 25: 99-111.
2) Singh F, Newton RU, Galvão DA, et al. A systematic review of pre-surgical exercise intervention studies with cancer patients. Surg Oncol. 2013; 22: 92-104.
3) Jack S, West M, Grocott MP, et al. Perioperative exercise training in elderly subjects. Best Pract Res Clin Anaesthesiol. 2011; 25: 461-72.
4) Li C, Carli F, Lee L, et al. Impact of a trimodal prehabilitation program on functional recovery after colorectal cancer surgery: a pilot study. Surg Endosc. 2013; 27: 1072-82.
5) Killewich LA. Strategies to minimize postoperative deconditioning in elderly surgical patients. J Am Coll Surg. 2006; 203: 735-45.

Q40 ロコモティブシンドロームで栄養は重要ですか.

A40 .... 若林秀隆

ロコモティブシンドロームで問題となる原因疾患は，骨粗鬆症，変形性膝関節症，脊柱管狭窄症，サルコペニアである．これらの疾患では低栄養，過栄養とも問題となるため，栄養は重要である．

　ロコモティブシンドローム（locomotive syndrome：運動器症候群）とは，運動器の障害による要介護の状態や要介護リスクの高い状態になることである．ロコモティブシンドロームの原因は，バランス能力の低下，筋力の低下，骨や関節の疾患の3つである．以下の7つの項目のうち1つでも当てはまればロコモティブシンドロームが疑われる．
　①家の中でつまずいたり滑ったりする．
　②階段を上るのに手すりが必要である．
　③15分くらい続けて歩けない．
　④横断歩道を青信号で渡りきれない．
　⑤片脚立ちで靴下がはけなくなった．
　⑥2kg程度の買い物（1Lの牛乳パック2個程度）をして持ち帰るのが困難である．
　⑦家の中のやや重い仕事（掃除機の使用，布団の上げ下ろしなど）が困難である．
　ロコモティブシンドロームで問題となる原因疾患のうち，変形性膝関節症と脊柱管狭窄症は，肥満がリスクとなる．そのため，変形性膝関節症や脊柱管狭窄症で肥満が悪影響を及ぼしている場合には，減量が重要となる．食事療法のみで減量すると筋肉量が減少しやすいので，運動療法を併用して減量する．
　一方，骨粗鬆症，サルコペニアは，低栄養がリスクとなる．特に骨粗鬆症では3大栄養素以外に，カルシウム・ビタミンD・ビタミンKの摂取が重要である．骨粗鬆症の治療で最も有効なのは薬物療法（ビスホスホネート系薬剤）であるが，栄養と運動も重要である．カルシウム，ビタミンD，ビタミンKが欠乏している場合には，それぞれの製剤を投与する．
　サルコペニア肥満の場合には，変形性膝関節症の有病割合が高くなる[1]．これよりサルコペニア肥満では，サルコペニアを認めない肥満よりも，ロコモティブシンドロームのリスクがより高い可能性がある．サルコペニア肥満の場合，低エネルギー高蛋白質の食事療法と同時に，運動療法として有酸素運動とレジスタンストレーニングを行う．
　ロコモティブシンドロームでは低栄養，過栄養とも問題となるため，原因を考慮しないで安易に栄養療法や運動療法を行うと，逆効果となる可能性がある．原因を適切に評価したうえで対応することが重要である．

文献 1) Lee S, Kim TN, Kim SH. Sarcopenic obesity is more closely associated with knee osteoarthritis than is nonsarcopenic obesity: A cross-sectional study. Arthritis Rheum. 2012; 64: 3947-54.

Q41 回復期リハ病棟での栄養管理は，急性期や維持期と違いますか．

> **A41** 吉村芳弘
> 回復期リハ病棟では集中的なリハによる最大限の機能回復と在宅復帰が目標とされており，リハの効果を最大限に引き出す栄養管理が求められる．

　回復期とは，脳血管障害，骨折の手術，急性期の治療を受けて病状が安定し始めた，発症から数週間後の状態をいい，この時期に集中的なリハを行うことが機能回復に最も効果的である．もちろん，あらゆるステージで機能回復を目的としたリハは必要であるが，回復期リハ病棟で行われる機能回復を目的としたリハは，急性期の主に廃用予防を目的としたリハや，療養型病棟や在宅での主に機能維持を目的としたリハとは指向が根本的に異なる．

　患者の栄養状態が良好で栄養管理が適切であれば，栄養を意識せずにリハに集中することで期待した機能改善を得ることができるだろう．しかし，低栄養患者に積極的なリハを行うことがいかに危険であるかについては十分に認知されていない．

　サルコペニアは，狭義には加齢による筋量の減少と定義される．しかし，廃用や低栄養，侵襲や悪液質によるサルコペニアの十分な理解とマネジメントができなければ，リハの効果が期待できないどころか，ADLの低下や飢餓の増悪を招きかねない．回復期リハ病棟の入棟時に全患者に対してこれらのスクリーニングを行い，介入により改善可能なサルコペニアの原因を抽出し，早期に介入することが望まれる．

　脳卒中患者では病型ごとに様々な合併症があり，心血管疾患，脂質異常，糖尿病などの併存疾患も多く，栄養障害への対応は複合的になる．また中高年に多く，加齢や脳卒中に伴う認知機能障害，嚥下障害，運動麻痺などの機能障害，二次的な廃用症候群も低栄養およびサルコペニアの原因となる．

　大腿骨近位部骨折の患者背景として，加齢，低栄養などによるサルコペニアが転倒・骨折のリスク因子として重要であり，さらに術後の活動低下（廃用）も避けるべきリスク因子である．術後の廃用性の筋萎縮，ADL低下を防止するためには，サルコペニアの患者に対して術前からのリハ（prehabilitation）が有効な可能性がある．

　急性期治療後の廃用症候群の患者では，低栄養の合併の鑑別が必要である．機能低下の原因を廃用症候群と思っていた患者が実は栄養不良が主な原因であったという経験は，筆者には少なくない．廃用症候群のみで栄養状態が良好であれば，積極的な離床訓練やレジスタンストレーニングで機能回復が期待できるが，ほとんどの患者で低栄養を合併していることが多く，リハと同時に積極的な栄養管理が求められる．

Q42 筋緊張が高い人や不随意運動を認める人はやせやすいのですか.

A42　　植木昭彦

筋緊張が高い人や不随意運動がある場合，それらの筋肉は1日中継続して運動していることになるためエネルギー消費量が増大する．またこのような場合，摂食・嚥下障害を合併していることも多い．その結果，やせやすい．

　脳卒中後やParkinson病のように痙縮・固縮があり筋緊張が高い人，Parkinson病や脳性麻痺のように不随意運動を認める人では，その筋肉の緊張が常に存在している状態となっている．これは1日中運動していることと同じ状態であり，そのために運動と同様に，身体のエネルギー消費量が増大している[1]．

　Parkinson病では，治療前後のエネルギー消費量を比較して，症状改善のない患者では変化しないが，固縮改善例ではエネルギー消費が減少，不随意運動増大例ではエネルギー消費が増加した報告[2]や，食事摂取量の調査で体重が減少した患者ほど摂取量が増加した報告[3]がある．振戦・固縮・不随意運動などによる運動量増加がエネルギー消費を増大し，体重減少の原因になっていると思われる．

　脳性麻痺の患者でも不随意運動や四肢の痙縮を認めることが多いが，同様に筋肉の緊張が持続しているため1日中運動していることと同じ状態となっており，エネルギー消費量が増加している[4]．特にアテトーゼ型の脳性麻痺で顕著である．痙縮の強い脳性麻痺患者にバクロフェン髄注療法を行うと，痙縮が低下するだけでなく体重増加が認められている[5]．これは痙縮が改善するために筋肉の緊張が減少するため，身体のエネルギー消費量が減少するためと考えられる．体重だけでなく，身長の伸びが改善した報告もあるため，痙縮のコントロールは適切な発育のためにも重要である．

　脳卒中や他の神経筋疾患も含めて，筋緊張の高い人や不随意運動を認める人では，何らかの摂食・嚥下障害が合併していることが多い．このため筋緊張による身体のエネルギー消費量が増大している上に，摂食・嚥下障害のためにエネルギー摂取量は減少しているため，より「やせやすい」状態になっているといえる．

　エネルギー消費量を計算する時に活動係数やストレス係数を用いるが，痙縮による筋緊張や不随意運動を認める場合は，活動係数を少し高めに設定することが必要である．

文献
1) 若林秀隆. パーキンソン病. In: PT・OT・STのためのリハビリテーション栄養—栄養ケアがリハを変える. 1版. 東京: 医歯薬出版; 2010. p.69-73.
2) Levi S, Cox M, Lugon M, et al. Increased energy expenditure in Parkinson's disease. Br Med J. 1990; 301: 1256-7.
3) Lorefat B, Ganowiak W, Wissing U, et al. Food habits and intake of nutrients in elderly patients with Parkinson's disease. Gerontology. 2006; 52: 160-8.
4) 諏訪佳世. 脳性麻痺. In: 若林秀隆, 編. リハビリテーション栄養ハンドブック. 1版. 東京: 医歯薬出版; 2010. p.187-9.
5) McCoy AA, Fox MA, Schaubel DE, et al. Weight gain in children with hypertonia of cerebral origin receiving intrathecal baclofen therapy. Arch Phys Med Rehabil. 2006; 87: 1503-8.

Q43 運動療法には抗炎症作用があるのですか．

> **A43** 宮崎慎二郎
> 日常継続できる程度の運動療法には抗炎症作用があり，低レベルの慢性炎症を改善させる効果がある．低栄養患者においては運動療法と栄養療法の組み合わせにより抗炎症効果が得られる可能性が高い．

近年，低レベルの遷延する炎症（low-grade inflammation）が様々な慢性疾患に深く関わっていることが明らかになってきた．動脈硬化，心不全，インスリン抵抗性やメタボリックシンドローム，慢性閉塞性肺疾患（COPD），サルコペニア，骨粗鬆症，さらには認知症やうつ病においてもその関与が示唆されている[1]．がんや慢性消耗性疾患における悪液質も，種々のサイトカインを介する炎症反応としてとらえられるようになってきている．これらの状態を改善させるために抗炎症作用を持つ治療法が注目されてきている．運動療法も炎症の潜在的制御方法として期待されている手段の1つである[1]．

■ 運動による抗炎症効果

運動耐容能とC反応性蛋白（C-reactive protein：CRP），白血球数，IL（interleukin）-6などの炎症指標は負の相関を示す[2]．身体活動の抗炎症効果に関する系統的レビュー[3]では，フルマラソンやトライアスロンのような激しい運動直後では炎症反応は上昇するが，日常レベルにおいては高活動群または運動療法群の方が低活動群，コントロール群に比べ有意に炎症指標が低下しており，運動習慣によって身体内の炎症反応を抑制することができると結論づけている．

2カ月間の有酸素運動を実施した前後での炎症指標を比較した報告[4]では，全体では有意にCRPの減少を認めた．しかし，観察期間中の体重減少の程度別にCRPの変化量をみると，最も体重が減少した群でのみCRPの有意な減少は認められておらず，中には明らかな炎症指標の上昇を認めた例も存在した．このことより，運動療法は強度や頻度がその個人の適量を超えれば，運動誘発性の炎症と免疫反応が防御・適応基準を上回り，傷害を起こす可能性がある[5]．

■ 運動による炎症改善機序

運動の抗炎症作用は，以下のような機序で考えられている[5]．

① 単球の修飾，サイトカイン遊離の下方制御：有酸素運動により，白血球の一部である単球において炎症性サイトカインの産生が減少し，抗炎症性サイトカインの産生が増加する．また，炎症性の単球が減少し，単球からのTNF（tumor necrosis factor）-α産生が低下する．さらに単球表面のTLR（toll-like receptor）4の発現を低下させ，炎症反応を減退させる．

② 抗酸化防御機能の誘導：運動では，活性酸素および活性酸素種（reactive oxygen species：ROS）が増加し，過剰となれば炎症が顕性化するため炎症性指標が上昇する．習慣的に適度の運動を継続すれば，ROSの発生減少および抗酸化酵素，抗酸化物の誘導を含む様々な防御・適応機序が起こり，酸化ストレスを軽減させ，炎症は抑制される．

③ 骨格筋におけるミオカインの産生：骨格筋は脂肪組織と並び，サイトカインを産生・分泌する内分泌器官である．脂肪組織から分泌されるサイトカインはアディポカインと呼ばれ，骨格筋由来のものはミオカインと呼ばれる．ミオカインは筋収縮に伴って産生され，抗炎症性サイトカインを増加させ，炎症性サイトカイン（TNF-α，IL-1β）を減少させる．

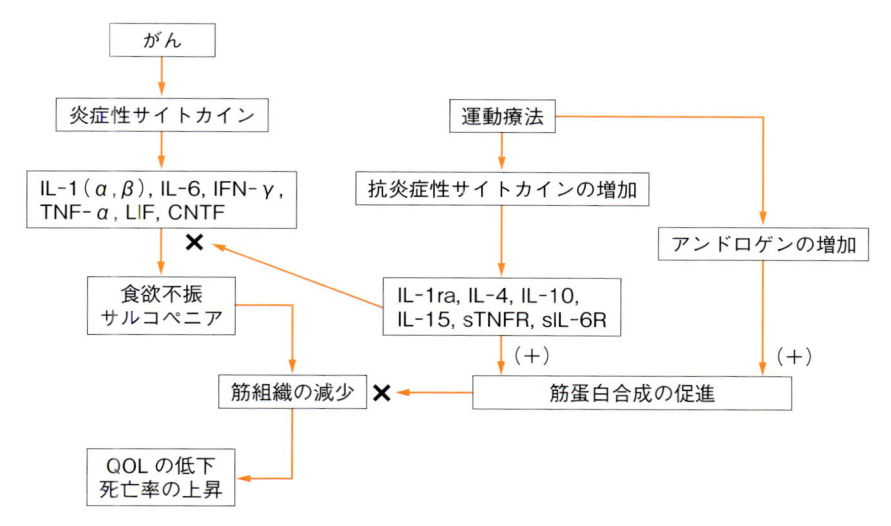

図1 ● 悪液質に対する運動療法の効果：Exercise Anti-Cachectic Hypothetical (EACH) Model （Claudio LB, et al. Cancers. 2012; 4: 1247-51[8]）より改変）

④肥満の改善：脂肪の減少に伴い脂肪細胞における炎症性サイトカインの産生が低下し，アディポネクチンが増加し，抗炎症作用を発揮する．また，糖・脂質代謝の改善は間接的に炎症抑制に働く．

これらの報告は，健常例あるいは過栄養傾向にある例を対象としたものである．低栄養の場合に，運動療法が同様の抗炎症効果をもたらすか否かは明らかにされていない．慢性全身性炎症性疾患としてとらえられているCOPD患者で，かつ％標準体重が90％未満の例を対象とした検討では，低強度運動療法に栄養補助を組み合わせることで，除脂肪体重指数や大腿四頭筋筋力，運動耐容能などの改善に加えて，高感度CRP，IL-6，IL-8，TNF-αが有意に減少した[6]．低栄養例では栄養療法と運動療法の組み合わせにより抗炎症効果が得られる可能性を示唆している．

悪液質においても運動療法は，筋代謝，インスリン抵抗性，炎症レベルの悪化を防止または減少させる可能性がある[7]．仮説段階ではあるが，がん悪液質における運動療法の効果も抗炎症性サイトカインなどを介して示されており（図1）[8]，今後のさらなる解明が期待されている．

文献

1) Beavers KM, Brinkley TE, Nicklas BJ. Effect of exercise training on chronic inflammation. Clin Chim Acta. 2010; 411: 785-93.
2) Kullo IJ, Khaleghi M, Hensrud DD. Markers of inflammation are inversely associated with VO_2 max in asymptomatic men. J Appl Physiol. 2007; 102: 1374-9.
3) Kasapis C, Thompson PD. The effects of physical activity on serum C-reactive protein and inflammatory markers. J Am Coll Cardiol. 2005; 45: 1563-9.
4) Okita K, Nishijima H, Murakami T, et al. Can exercise training with weight loss lower serum C-reactive protein levels? Arterioscler Thromb Vasc Biol. 2004; 24: 1868-73.
5) 沖田孝一．運動療法の抗炎症効果．理学療法ジャーナル．2011; 45: 503-11.
6) Sugawara K, Takahashi H, Kasai C, et al. Effects of nutritional supplementation combined with low-intensity exercise in malnourished patients with COPD. Respir Med. 2010; 104: 1883-9.
7) Maddocks M, Murton AJ, Wilcock A. Improving muscle mass and function in cachexia: non-drug approaches. Curr Opin Support Palliat Care. 2011; 5: 361-4.
8) Claudio LB, Anthony CH, Matthew LG. Cancer cachexia: Muscle physiology and exercise training. Cancers. 2012; 4: 1247-51.

Q44 EPAとはなんですか．悪液質にはよいのですか．

A44 ....荒金英樹
EPAは最新のガイドラインでは積極的に推奨されていないが，悪液質の病期に応じた運動療法などとの併用により，除脂肪体重や身体活動量・QOLの維持・改善が期待されている．

n3系不飽和脂肪酸の1つであるEPA（eicosapentaenoic acid：エイコサペンタエン酸）は炎症性サイトカイン抑制による骨格筋の融解の抑制作用，インスリン抵抗性の増加などによる骨格筋の合成作用，食欲増進作用などの間接的な作用からがん悪液質への効果が期待される（図1）．臨床的には，がん患者での除脂肪体重の維持・安定化，身体活動量（physical activity level：PAL）の増加，QOLの改善などの報告がされている．しかし，現在の多くのシステマテックレビューでは明確な効果は不明とされ，ガイドラインなどでも積極的な推奨はされていない．その背景にはこれまでの臨床試験では対象患者の悪液質の病期が設定されず，多様な患者が含まれていたこと，投与方法などもバラバラであったことが臨床試験の結果の多様性につながったと考えられる．

近年，動物実験だがEPAと運動療法との併用で食欲だけではなく筋力・筋肉量の増加を認めたという報告が出され，リハとの併用はいっそう注目されるだろう．今後の臨床試験ではこうした点を考慮し，なかでも運動療法・心理療法との併用を試みたうえで，悪液質の各病期に対して，EPAの効果を検討する必要がある．「EPAは悪液質によいのか」との問いに対しては現時点では明確な答えは出せない．臨床現場では運動療法や精神的サポート体制を整えたうえで各患者に慎重に開始し，その効果が患者のQOLに寄与しているかを客観的に評価し，不応性悪液質の病期に至っていると考える状況では，無理をせずに他の方法への移行を検討するのが好ましいと考える．

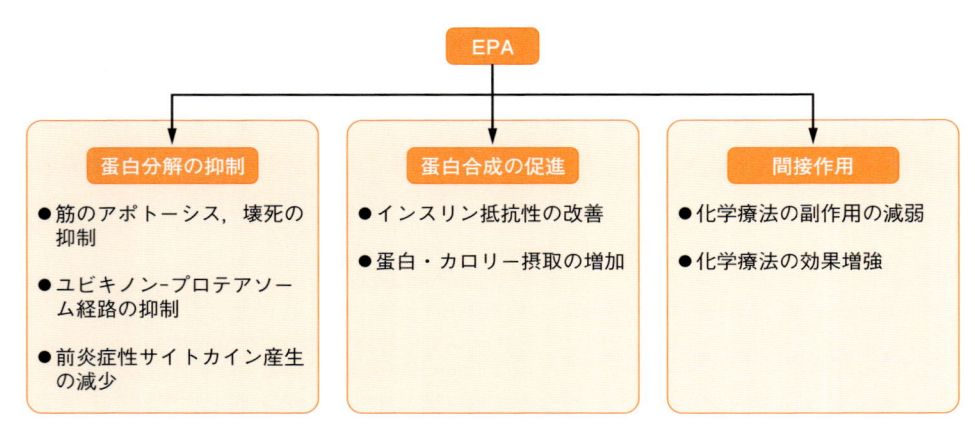

```
                          EPA
        ┌──────────────────┼──────────────────┐
   蛋白分解の抑制         蛋白合成の促進          間接作用
 ●筋のアポトーシス，壊死の  ●インスリン抵抗性の改善   ●化学療法の副作用の減弱
   抑制                    ●蛋白・カロリー摂取の増加  ●化学療法の効果増強
 ●ユビキノン-プロテアソー
   ム経路の抑制
 ●前炎症性サイトカイン産生
   の減少
```

図1 ● EPAの蛋白代謝への作用（Murphy RA, et al. Br J Cancer. 2011; 105: 1469-73[4]）より改変）

文献
1) European Palliative Care Research Collaborative（EPCRC）. http://www.epcrc.org/publication_listfiles.php?id=mWdBCMI5eXVlcNFk7Gnq
2) Fearon K, Strasser F, Anker SD, et al. Definition and classification of cancer cachexia: an international consensus. Lancet Oncol. 2011; 12: 489-95.
3) Grimble RF. Nutritional therapy for cancer cachexia. Gut. 2003; 52: 1391-2.
4) Murphy RA, Yeung E, Mazurak VC, et al. Influence of eicosapentaenoic acid supplementation on lean body mass in cancer cachexia. Br J Cancer. 2011; 105: 1469-73.

Q45 知的障害の人には肥満やサルコペニアが多いのですか．

A45
山川　治

知的障害者では，健常者と比較して，肥満の割合が高いことが報告されており，また，50歳以上の知的障害者884人のうち，サルコペニアが14.3%に認められた．

近年，成人・小児を問わず知的障害者では，健常者と比較して，肥満の割合が高いことが報告されており，その大部分が単純性肥満である．さらに，小児期に肥満であった者は，成人してからも60〜80%が肥満となり，肥満の予防においては小児期こそ重要な時期である[1, 2]．新立は知的障害児と健常児との身体各部の皮脂厚を比較し，知的障害児の皮脂厚が厚く脂肪の沈着の多さを示唆した[3]．Suzukiらは年齢別の検討を行い，4〜12歳で21.5%（男性8.6%，女性12.6%），13〜22歳で55.2%（男性18.6%，女性36.6%）であったと報告している[4]．知的障害の程度別では重度で20.5%（男性6.9%，女性13.6%），軽度で66.1%（男性27.9%，女性38.2%）であった．

知的障害者の体組成は，健常者とほぼ同じBMIであっても，健常者とに比べて体脂肪率が高く，除脂肪体重が少ない[5]．

知的障害者の肥満の原因は，自ら運動することが少ないこと，舌が大きく口腔容積が狭いために十分な咀嚼ができず丸呑みして食べる傾向があること，詰め込み食べ，早食い，バランスよく食事をせず一品食べの傾向があること（偏食），服用薬剤などと思われる[6]．

サルコペニアについては，884人の50歳以上の知的障害者（約半数がIQ 40〜55）のうち，サルコペニアを14.3%に認めた．50〜64歳のグループでは12.7%に認め，サルコペニアは移動障害，炎症（CRP）と正の関連，BMIと負の関連を認めた[7]．知的障害者において，握力とADLに中程度の相関（r=0.40男性，r=0.46女性），大腿四頭筋力とADLに強い相関を認めた（r=0.92男性，r=0.88女性）[8, 9]．

文献
1) 我妻則明, 伊藤明彦. 知的障害児の肥満に関する研究の展望. 特殊教育研究. 2002; 39: 65-72.
2) 原 美智子, 江川久美子, 中下富子, 他. 知的障害児と肥満. 発達障害研究. 2001; 23: 3-12.
3) 新立義文. 精神遅滞児の形態・機能に関する研究第1報その3: 精神遅滞児の皮脂厚および周囲径との比について. 体質医研報. 1978; 29: 49-63.
4) Suzuki M, Saitoh S, Takaki Y, et al. Nutritional status and daily physical activity of habdicapped students in Tokyo metropolitan schools for deaf. blind, mentally retarded and physically handicaped individuals. Am J Clin Nutr. 1991; 54: 1101-11.
5) 大和田浩子. 知的障害者の栄養状態と栄養管理. 栄養学雑誌. 2009; 67: 39-48.
6) Fernhall B. Physical fitness and exercise training of individuals with mental retardation. Med Sci Sports Exerc. 1993; 25: 442-50.
7) Bastiaanse LP, Hilgenkamp TI, Echteld MA, et al. Prevalence and associated factors of sarcopenia in older adults with intellectual disabilities. Res Dev Disabil. 2012; 33: 2004-12.
8) Fox R, Rotatori AF. Prevalence of obesity among mentally retrarded adults. Am J Ment Deft. 1982; 87: 228-30.
9) Carmeli E, Imam B, Merrick J. The relationship of pre-sarcopenia (low muscle mass) and sarcopenia (loss of muscle strength) with functional decline in individuals with intellectual disability (ID). Arch Gerontol Geriatr. 2012; 55: 181-5.

Q46 重度心身障害者で痩せている人が多いのはなぜですか．

A46　　　　　　　　　　　　　　　　　　　　　　　　　　　　　　　　　　　　　　　山川　治

重症者（児）では，発育・発達が遅滞し，各機能の獲得の順番が異なるケースが多く，各代謝が不全である結果，栄養素の過不足を招くことがあるためである．

重度心身障害者（児）とは重度の肢体不自由と重度の知的障害とが重複した状態の子どもである．成人した重症心身障害者を含めて重症心身障害者（児）と定めている．重症者（児）は，日本ではおよそ38000人いると推定されている[1]．

重症者（児）では，発育・発達が遅滞し，各機能の獲得の順番が健常者と異なるケースが多く，各代謝が不全である結果，栄養素の過不足を招く傾向がある．また在宅者においては，家庭の諸事情や家族の生活リズム・食環境などに影響を受け，栄養バランスの偏りが生じることがある[2]．

痩せや栄養不良の原因と病態として次のようなことが考えられる（表1）[3]．

① **摂食・嚥下障害**：摂食・嚥下障害は呼吸障害・消化管機能障害と密接に関連している．必要な栄養量が摂取できないと，痩せ・栄養不良を生じる．成人期以降に加齢に伴う機能低下では経口摂取できなくなる例も増加している．抗てんかん薬など薬剤の影響で，食欲低下，分泌物増加，嚥下困難などが起こることがある．

② **不適切な経管栄養**：経口摂取が難しい重度心身障害者では経管栄養を行うが，その内容が不適切であると痩せ・栄養不良を生じる．長期間同じ量や種類の栄養剤を使用すると，エネルギー不足や特定の栄養剤の欠乏をきたす可能性がある．

③ **栄養消費量の変化**：栄養消費量の増大は，筋緊張の強いタイプの脳性麻痺や努力様呼吸が続く場合などにみられる．一般的に重症児では基礎代謝量が健常児の85％程度とされる．脳性麻痺の麻痺型別では，アテトーゼ型の場合は100％で，痙直型の69％と比べて栄養消費量が大きい．甲状腺機能亢進など基礎代謝の異常も痩せの原因となるので，年に1回程度は甲状腺を測定するのがよい[4]．

④ **基礎疾患に伴う痩せ**：先天性異常・染色体疾患や退行性疾患では，痩せ・栄養不良を伴うことがある．高エネルギー消費型では，筋緊張の変化が激しい，不随意運動がある．皮下脂肪が薄く，筋肉量が多い，刺激に対する反応性が高い，移動能力がある，努力性の呼吸・咳込が多いなどの特徴があげられる．

表1 ● 重度心身障害者の痩せ・栄養不良の原因と病態

1. 摂食・嚥下障害	成長・加齢による機能低下
誤嚥	薬剤（抗てんかん薬，筋弛緩薬）の影響
呼吸障害	喘鳴・咳，呼吸困難，反復性の肺炎
消化管機能障害	胃食道逆流，麻痺性イレウス
2. 不適切な経管栄養	投与エネルギーの不足，栄養素のアンバランス
3. 栄養消費量の増大	筋緊張亢進，努力様呼吸，甲状腺機能亢進
4. 基礎疾患に伴う痩せ	痩せ，体重増加不良を伴う先天性異常・染色体疾患・退行性疾患

文献
1) 永井康次, 岩田浩子, 岩崎信明, 他. 障害児の肥満とやせ. 小児医療. 1992; 25: 921-37.
2) 口分田政夫, 永江彰子. 重症心身障害児の栄養管理. 静脈経腸栄養. 2012; 27: 21-6.
3) 口分田政夫. 体重管理. 臨床栄養. 2010; 117: 260-8.

Q47 廃用症候群の患者には低栄養が多いのですか.

A47　　　　　　　　　　　　　　　　　　　　　　　　　　　　　　　　　　　　　若林秀隆
廃用症候群の患者の 84〜91% に低栄養を認めたという報告がある．低栄養の場合，廃用症候群のリハの予後が悪いことも報告されている．

　廃用症候群とは安静，臥床，不活動などによって生じる全身の機能低下のことである．診療報酬では，安静，臥床などで ADL が一部介助〔Barthel Index 85 点以下もしくは Functional Independence Measure（FIM）115 点以下〕となった状態を廃用症候群としている．

　廃用症候群では，BMI が正常範囲の患者より肥満患者のほうが FIM 運動得点の改善が多く，低体重患者で最も改善が少ないという報告がある[1]．

　当院で行った後向きコホート研究では，廃用症候群の入院患者のうち，91% に低栄養を認めた[2]．ここでは低栄養を，リハ科併診時に BMI 18.5 未満，ヘモグロビン 10 g/dL 未満，アルブミン 3 g/dL 未満，総リンパ球数 1200 未満のいずれかに該当する場合としている．また，ヘモグロビンが 10 g/dL 以下もしくは小野寺の栄養学的予後指数（アルブミン×10＋総リンパ球数×0.005）が 35 以下の場合，ADL が改善しにくいという結果であった．これより中等度から重度の栄養障害を合併する廃用症候群患者は，リハの予後が悪い可能性がある．

　次に廃用症候群の 65 歳以上の入院患者 127 人を対象に，栄養状態を当院リハ科併診時に Mini Nutritional Assessment Short Form（MNA®-SF）で調査したところ，107 人（84%）が低栄養，20 人（16%）が低栄養のおそれありで，栄養状態良好は 0 人であった[3]．低栄養の原因として飢餓を 57 人（45%），侵襲を 107 人（84%），前悪液質を 37 人（29%）に認めた[3]．

　廃用症候群をサルコペニアの視点で考えると，入院患者の大半は低栄養で，安静，臥床，不活動による廃用性筋萎縮単独のサルコペニアは少ないといえる．廃用症候群では栄養，疾患によるサルコペニアが重複することで，筋肉量減少や筋力低下が著明となり，身体機能や ADL が低下する．

　つまり，廃用症候群の治療は早期離床，レジスタンストレーニング，ADL 訓練，歩行訓練といったリハだけでなく，栄養管理の併用が重要である．低栄養の廃用症候群患者に栄養を考慮せずにリハを行うと，低栄養が悪化してかえって身体機能や ADL がさらに低下する可能性もある．低栄養の場合にリハの予後が悪いことも考慮して，リハ栄養管理を行うとよい．

文献
1) Jain NB, Al-Adawi S, Dorvlo AS, et al. Association between body mass index and functional independence measure in patients with deconditioning. Am J Phys Med Rehabil. 2008; 87: 21-5.
2) Wakabayashi H, Sashika H. Association of nutrition status and rehabilitation outcome in the disuse syndrome: a retrospective cohort study. General Medicine. 2011; 12: 69-74.
3) Wakabayashi H, Sashika H. Frequency and cause of malnutrition in disuse syndrome. J Rehabil Med. 2011; 49 Suppl: 14.

Q48 脳血管疾患の人には低栄養が多いのですか.

A48 金久弥生

脳血管疾患は嚥下障害を伴うことが多いために生じるエネルギー量摂取不足と，侵襲やリハ・障害に応じた努力性動作などを要因としたエネルギー消費量の増加により低栄養を認めることが少なくない（表1）．

　Foleyら[1]によると，脳卒中患者に栄養障害が認められる頻度は8.2～49.0%，嚥下障害が認められる頻度は24.3～52.6%であった．脳血管疾患患者に低栄養が認められる頻度は6.1～62%と幅があったが，SGAやMNA®などの信頼性・妥当性が検証された栄養評価法を用いていた研究は4つだけであった[2]．Bouzianaら[3]によると，脳卒中患者に栄養障害は頻繁に観察されるとともに，嚥下障害が栄養障害のリスクであると示されている．脳卒中後の抑うつ状態によって食思が進まないといった症状が認められることも少なくない[4]．このように，脳血管疾患後の患者は嚥下障害と栄養障害の両方が生じる可能性があり，経口摂取の不可能や困難さなどによるエネルギー量摂取不足によって低栄養をきたしやすい．

　脳血管疾患の重症度や手術などの治療内容によって大きく異なるが，急性期には疾患に伴う侵襲，回復期では積極的なリハの実施，さらに障害をうけた脳部位に応じて出現する障害に対応した努力性の諸動作（たとえば麻痺歩行など）や筋緊張などでエネルギー消費量が増加する．このため，エネルギー供給量と消費量のバランスが負となり，低栄養をきたす危険性がある．

　脳血管疾患に起因するエネルギー供給量の不足や，エネルギー消費量の増加によって生じる危険性のある低栄養を避けるためには，SGAや，高齢者ではMNA®などの信頼性・妥当性が検証された栄養評価法を用いて評価し，適切な予後予測のもとでリハと栄養管理を実践する必要がある[5]．

表1 ● 脳血管疾患の分類（藤島一郎，監修．疾患別に診る嚥下障害．東京：医歯薬出版；2012．p.4）

脳出血	脳内出血
	クモ膜下出血
脳梗塞	アテローム血栓性脳梗塞（BADを含む）
	ラクナ梗塞
	脳塞栓
	静脈梗塞
	出血性脳梗塞

文献
1) Foley NC, Martin RE, Salter KL, et al. A review of the relationship between dysphagia and malnutrition following stroke. J Rehabil Med. 2009; 41: 707-13.
2) Foley NC, Salter KL, Robertson J, et al. Which reported estimate of the prevalence of malnutrition after stroke is valid? Stroke. 2009; 40: e66-74.
3) Bouziana SD, Tziomalos K. Malnutrition in patients with acute stroke. J Nutr Metab. 2011; 2011: 167898.
4) 若林秀隆．脳卒中．In: 若林秀隆，編．PT・OT・STのためのリハビリテーション栄養．東京：医歯薬出版；2010．p65-8.
5) 若林秀隆：リハビリテーション栄養の考え方．In: 若林秀隆，編．リハビリテーション栄養ハンドブック．東京：医歯薬出版；2010．p.1-3.

Q49 大腿骨近位部骨折の人には低栄養が多いのですか．

A49 高橋浩平

大腿骨近位部骨折では低栄養が頻繁にみられる．高齢者の大腿骨近位部骨折患者における低栄養の割合は 52〜64%[1] と報告されている．

大腿骨近位部骨折は高齢者に多く，骨折前から低栄養，サルコペニア，認知症の合併が多い．周術期には，禁食や食欲低下により不十分なエネルギー摂取量となり，栄養状態が悪化することもある．大腿骨近位部骨折患者の 30〜50% に認知症を認める[2]が，認知症は術後に経口摂取量が低下することが多い[3]．骨折と手術の侵襲により蛋白異化が亢進し，それも低栄養の原因となる．

飛田ら[4]は大腿骨近位部骨折におけるサルコペニアの有病率について，骨粗鬆症のない外来患者（1586 名）では 28.1% であったのに対し，大腿骨近位部骨折の入院患者（219 名）では 52.6% であったと報告している．サルコペニアが大腿骨近位部骨折の原因となる可能性がある．

これらのことから大腿骨近位部骨折患者のリハを実施する際，栄養評価・管理は必須である．現時点では系統的レビューにおける栄養補給の効果に関するエビデンスは全体的に弱い[5]．Eneroth らは大腿骨近位部骨折の入院患者に，入院後 3 日間は 1000 kcal/日の静脈栄養，その後 7 日間は病院食に 400 kcal の経口栄養剤を追加する栄養サポートを行うと，通常の病院食のみ摂取した場合と比べ，骨折に関連した合併症が少なく，術後 4 カ月以内の死亡が少なかったと報告している[6]．また，栄養管理を含めた多職種連携の集学的リハ（リハ，栄養管理，個別ケア計画，転倒予防，教育，合併症予防・治療，社会的支援などを含む）が有効である．4 カ月間集学的リハを実施すると，対照群（リハスタッフ単独で行うリハ）と比べ，4 カ月後，12 カ月後の活動性，歩行能力に有意な向上を認めた[7]．外来患者に対し，高強度のレジスタンストレーニングを中心とした集学的リハを実施すると，死亡率，施設入所率，ADL 障害を減少させた[8]．さらに栄養状態の改善と ADL の改善は有意な関連を示した[8]．

文献
1) Li HJ, Cheng HS, Liang J, et al. Functional recovery of older people with hip fracture: does malnutrition make a difference? J Adv Nurs. 2013; 69: 1691-703.
2) Stenvall M, Berggren M, Stenvall M, et al. A multidisciplinary intervention program improved the outcome after hip fracture for people with dementia--subgroup analyses of a randomized controlled trial. Arch Gerontol Geriatr. 2012; 54: e284-9.
3) Foss NB, Jensen PS, Kehlet H. Risk factors for insufficient perioperative oral nutrition after hip fracture surgery within a multi-modal rehabilitation programme. Age Ageing. 2007; 36: 538-43.
4) 飛田哲朗, 原田 敦, 松井康素, 他. 大腿骨頸部骨折患者におけるサルコペニア（加齢性筋肉減少症）の現状および精神機能, 血液生化学的評価. 未病と抗老化. 2011; 20: 174-8.
5) Avenell A, Handoll HH. Nutritional supplementation for hip fracture aftercare in older people. Cochrane Database Syst Rev. 2010; 20: CD001880.
6) Eneroth M, Olsson UB, Thorngren KG. Nutritional supplementation decrease hip fracture-related complications. Clin Orthop Relat Res. 2006; 451: 212-7.
7) Stevall M, Olofsson B, Nyberg L, et al. Improvement performance in activities of daily living and mobility after a multidisciplinary postoperative rehabilitation in older people with femoral neck fracture: a randomized controlled trial with 1-year follow-up. J Rehabil Med. 2007; 39: 232-8.
8) Singh NA, Quine S, Clemson LM. Effects of high-intensity progressive resistance training and targeted multidisciplinary treatment of frailty on mortality and nursing home admissions after hip fracture: a randomized controlled trial. J Am Med Dir Assoc. 2012; 13: 24-30.

Q50 低ナトリウムなどの電解質異常とリハの効果は関連がありますか．

> **A50** 佐藤千秋
> 電解質異常がある場合，筋肉運動に障害が生じるだけでなく意識障害などによりリハを妨げ，ADL獲得・維持の障害となる．電解質補正と症状の回復があってリハの効果が得られる．

臨床上問題となることが多い電解質異常にはナトリウム・カリウム・カルシウム異常があげられる．原因も様々であるが，電解質異常の背景には，心不全や腎不全，内分泌異常，悪性腫瘍などの疾患や栄養障害（摂取不足），脱水がある．また，加齢に伴う腎機能変化（腎血流量・糸球体濾過機能の低下）により高齢者では高頻度に電解質異常が認められる[1]．臨床症状は傾眠，意識障害，痙攣，嘔気，嘔吐，脱力など多岐にわたりかつ非特異的なものが多い[2]．表1に主な症状をあげる．

低ナトリウム血症は最も高頻度に認められる電解質異常である．ナトリウムは体液のpHや浸透圧調節作用，水分代謝作用の他に筋肉収縮作用や神経刺激伝達作用がある．これはイオンポンプの機能によるもので，カリウムと拮抗する．ナトリウムは筋肉を収縮させ，カリウムは筋肉を弛緩させる作用があり，このバランスが崩れると筋肉運動に障害が生じる．また，カルシウムやマグネシウムも筋肉収縮に，リンはエネルギー産生に大きく関与している．イオンポンプ機能については成書を参考にされたい．

また，長期飢餓（低栄養）の場合にはリフィーディング症候群（refeeding syndrome）に注意が必要である．長期低栄養状態に急速に糖質の投与を行うと，インスリンの分泌により糖質とともにリン，カリウム，マグネシウムが細胞外から細胞内に取り込まれるために急激に血中濃度が低下し種々の代謝異常が起こる．中でも急激な低リン血症が最も重要な所見で，重篤な状態となるため長期低栄養の患者への栄養補給開始時には要注意である．

いずれにおいても，脱力・倦怠感や意識障害はリハを妨げ，ADL獲得・維持の障害となる．以上のことから，電解質補正と症状の回復があって，リハの効果が得られると考える．

表1 ● 主な電解質異常とその症状

	減少	増加
ナトリウム	倦怠感，感情鈍麻，痙攣，傾眠，昏睡などの意識障害	高血圧，傾眠，せん妄などの意識障害，痙攣，筋硬直
カリウム	筋力低下，倦怠感　呼吸筋や四肢麻痺	心伝導障害
カルシウム	筋攣縮，テタニー	脱力感や食欲低下 傾眠などの意識障害
リン	筋力低下，骨軟化症，昏睡	特異的な症状なし
マグネシウム	嗜眠，脱力感，テタニー	脱力感，傾眠，昏睡

文献
1) 西島玲子, 鳥羽研二. 低ナトリウム血症. 総合リハ. 2003; 9: 851-4.
2) 検査値からのアプローチ/電解質検査. In: 日本臨床検査医学会ガイドライン作成委員会. 臨床検査のガイドライン JSLM2009. 東京: 宇宙堂八木書店; 2009. p.8-12.

Q51 インスリン抵抗性に対するリハと栄養のエビデンスはありますか．

A51 吉田貞夫

リハにより，筋肉量を維持あるいは増加させることにより，インスリン抵抗性を改善することができる．また運動は，細胞内の糖輸送担体 GLUT4 の発現量を増加させ，細胞膜へ移動を促進することにより，インスリン抵抗性を改善する作用もある．高齢者のサルコペニア肥満でもインスリン抵抗性の関与が示唆されており，適切な栄養管理とリハが必要である．

インスリンは，血液中のブドウ糖を脂肪組織や筋肉内に取り込む作用がある．肥満やストレス，さまざまな疾患による炎症などが原因となり，インスリンの作用が阻害された状態を，インスリン抵抗性と呼んでいる．インスリン抵抗性は，高血糖や高インスリン血症を引き起こし，メタボリック症候群や，糖尿病，脂質異常症，高血圧症，動脈硬化，狭心症，心筋梗塞などの冠動脈疾患，脳

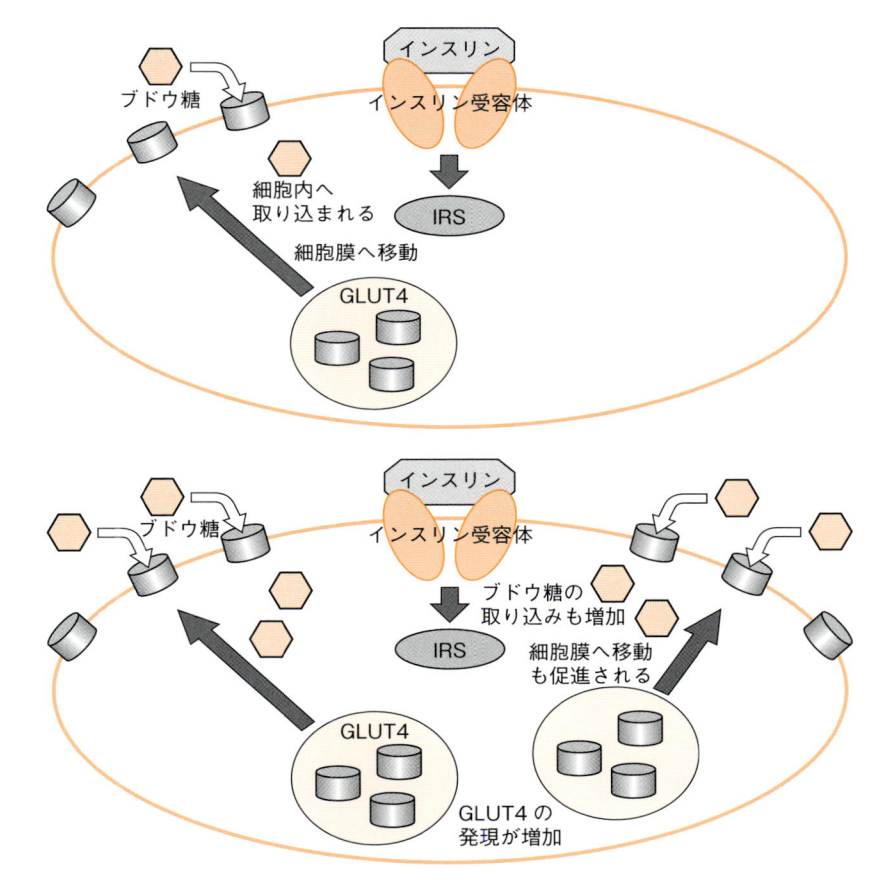

図1 ● 運動による筋細胞のインスリン抵抗性改善効果
上：インスリンがインスリン受容体と結合すると，インスリン受容体基質（IRS）を経てシグナルが伝達され，糖輸送担体 GLUT4 が細胞膜に移動し，ブドウ糖が細胞内に取り込まれる．
下：運動することにより，GLUT4 の発現量が増加，細胞膜への移動も促進されるため，ブドウ糖の取り込みも増加し，インスリン抵抗性が改善する．

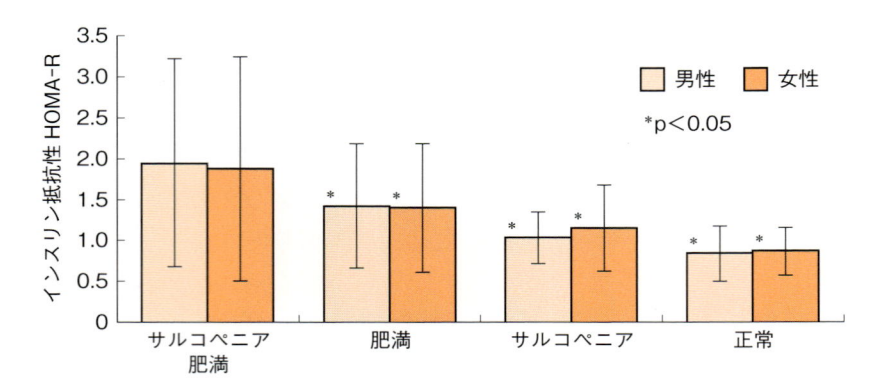

図2 ● サルコペニア肥満とインスリン抵抗性 (Lim S, et al. Diabetes Care. 2010; 33: 1652-4[2] よりグラフ化)

出血，脳梗塞などの脳血管障害などといった生活習慣病の原因となる．
　リハにより筋肉量を維持，あるいは，増加させることは，インスリンによる筋肉内へのブドウ糖の取り込みを増加させることになり，インスリン抵抗性の改善へとつながる．また，運動は，細胞レベルでも，筋細胞内のGLUT4という糖輸送担体の発現量の増加を引き起こすとともに，細胞膜への移動を促進し，ブドウ糖の輸送能を改善する[1]．このこともインスリン抵抗性を改善する効果がある（図1）．
　高齢者では，筋肉量の減少と肥満を合併したサルコペニア肥満という現象が問題となっている．その背景には，加齢や疾患などによるインスリン抵抗性の関与が示唆されている．韓国の65歳以上の高齢者のコホート，Korean Longitudinal Study on Health and Aging（KLoSHA）のデータでは，サルコペニア肥満の罹患率は，男性で35.1％，女性で48.1％で，サルコペニア肥満の高齢者は，インスリン抵抗性の指標であるHOMA-Rの値が有意に高かった（図2）[2]．サルコペニア肥満の高齢者では，インスリン抵抗性を改善するために体重を減少させる必要があるが，そのために骨格筋量が減少してしまうことは避けなければならない．このような観点からも，適切な栄養管理とリハを同時に行うことが重要と考えられる．Evansらは，レジスタンストレーニングを行うとともに，蛋白質摂取量を体重あたり1.6 g/日と強化するリハ栄養管理を提唱している[3]．
　近年，血管内皮細胞機能の維持が心筋梗塞などの予防に重要だと考えられている．この血管内皮細胞機能にも，NO（一酸化窒素）とインスリンが関与していることが明らかとなり，血管内皮機能の異常も，広義のインスリン抵抗性であるという考え方もある．冠動脈疾患や糖尿病の患者では，運動によって血管内皮細胞機能が改善することが報告されている[4]．血管内皮細胞機能の改善にはアルギニンが有効であるという報告もあり，リハと栄養管理の併用による効果などに関しても検討の余地があると考えられる．

文献
1) Henriksen EJ. Effects of acute exercise and exercise training on insulin resistance. J Appl Physiol. 2002; 93: 788-96.
2) Lim S, Kim JH, Yoon JW, et al. Sarcopenic obesity: prevalence and association with metabolic syndrome in the Korean Longitudinal Study on Health and Aging (KLoSHA). Diabetes Care. 2010; 33: 1652-4.
3) Evans WJ. Protein nutrition, exercise and aging. J Am Coll Nutr. 2004; 23 (6 Suppl): 601-9.
4) Green DJ, Maiorana A, O'Driscoll G, et al. Effect of exercise training on endothelium-derived nitric oxide function in humans. J Physiol. 2004; 561: 1-25.

Q52 食事摂取困難ですが，アルブミン値 3.4 だから栄養状態は悪くないといわれました．積極的なリハを行って大丈夫でしょうか．

A52
園田明子

低栄養（飢餓）の恐れがあるので，点滴など経口摂取以外で栄養が確保されているか確認するべきである．明らかな体重減少とエネルギー摂取量減少があれば，低栄養と判断してよい．

アルブミン値 3.4 は軽度低下レベルではあるが，脱水でみかけ上，上昇している場合や，エネルギー・蛋白質とも低下しているマラスムス型の栄養障害の可能性がある．患者をみないでアルブミン値ばかりみていると，こういった栄養障害を見落とす危険がある．マラスムス型の栄養障害ではエネルギー不足を補うために筋蛋白が崩壊するため，アルブミン値は正常もしくは軽度低下となることが多いが，骨格筋量や体重は減少する．低栄養のリスクありとされるのは，①急性の重度の炎症がある群，②軽度から中等度の炎症がある群，③炎症がない慢性の飢餓群の3種類に分類され，アルブミン値などの検査値はない[1]（Q4 参照）．よって，身体計測や CRP など他の検査値を含めて栄養評価を行う必要がある．本ケースは質問者が心配するくらいなので，体重減少もあり，不十分な経口摂取以外に静脈栄養なども不十分と考えられる．飢餓によるサルコペニアや侵襲の異化期，不応性悪液質であれば筋トレなどの積極的なリハは適応外である．

対応としては，炎症がある場合は炎症の原因の除去，経腸栄養，運動療法が必要[2]である．炎症があると異化相になり，体外から投与した糖質の利用は障害されアミノ酸がエネルギー源とされやすく，蛋白合成には向かないので炎症の原因の除去を行う[2]．栄養の投与ルートは「腸管を使用できるときは腸管を使用する」の原則に従う．経腸栄養は静脈栄養に比して消化管粘膜の萎縮の予防，感染症の減少，重篤な合併症の少なさ，費用が安価などのメリットがあり，患者の QOL に最も貢献するのは経口摂取[3]である．嚥下機能に大きな問題ないのに経口摂取が進まない場合は嗜好に合わせた経口摂取を検討し，嚥下機能に問題がある場合でも可能な限り少量で栄養補給可能なものを選択し，不足する場合は点滴などの補助栄養を併用する．イレウスなどにより 2 週間以上腸管使用摂取困難な場合は中心静脈栄養を行う．ただし，高度な低栄養がある場合は，refeeding syndrome に注意し，1 週間～10 日間程度かけて漸増的に増加させる．運動には抗炎症作用があり，運動療法は栄養管理などと合わせて適切に処方されれば優れた効果がある．飢餓時は蛋白合成能が低下するが，アミノ酸の供給によりただちに蛋白合成が認められるので適切な栄養介入により飢餓が是正され次第，速やかに運動療法を開始する[4]（Q10 参照）．

文献
1) White JV, Guenter P, Jensen G, et al. Consensus Statement: Academy of nutrition and Dietetics and American Society for Parenteral and Enteral Nutrition: characterristics recommended for the identification and documentation of adult malnutrition (under nutrition). JPEN J Parenter Enteral Nutr 2012; 36: 275-83.
2) 東別府直樹. サルコペニアの基本④侵襲および炎症. In: 若林秀隆，他編. サルコペニアの摂食・嚥下障害. 東京: 医歯薬出版; 2012. p.37-43.
3) 若林秀隆. PT・OT・ST のためのリハビリテーション栄養. 東京: 医歯薬出版; 2010. p.44.
4) 飯田有輝. サルコペニアの運動療法. In: 若林秀隆，他編. サルコペニアの摂食・嚥下障害. 東京: 医歯薬出版; 2012. p.61-7.

Q53 リハ室まで歩ける患者ですが，栄養状態が悪いから筋トレできないといわれました．食事は十分摂れているのですが，なぜでしょうか．

A53
園田明子

低栄養であっても現在のエネルギー補給が十分されていれば，積極的なリハを行うべきである．勉強不足から飢餓と低栄養（栄養状態）とリハの関係を勘違いしている恐れがある．サルコペニアへの対応に筋トレは不可欠である．

本ケースでは廃用症候群か大腿骨近位部骨折などの患者と想像されるが，どちらも低栄養と筋力低下がベースにあり，サルコペニアを認めることが多い．低栄養の原因によっても異なるが（Q10，52参照），現時点で低栄養であっても今後栄養状態の改善が見込まれる場合は，筋トレは行うべきである．低栄養は程度にもよるが，栄養管理を行ったからといって急に是正されるものではないので，低栄養だから筋トレできないといっていたらいつまでも身体機能は上がらない．飢餓や侵襲の異化期，不応性悪液質の場合は筋トレ禁忌であるが，飢餓（基礎エネルギー消費以下の摂取カロリー）と低栄養を混同して誤っている可能性が高い（Q10参照）．ただし，ベッド上安静時の飢餓の合併は骨格筋分解を加速させるとの報告[1]もあり，飢餓でも安静臥床は避ける．

島田[2]は図1のように高齢期における生活機能障害発生のモデルを述べており，生活機能の維持向上のために下腿三頭筋を始め全身の筋力強化の必要性を説いている．筋力を向上させるためには，最大筋力の60〜80％程度の負荷（マシンを用いたレジスタンストレーニングや階段を上るなどの運動）をかける必要があるが，高齢者には考慮すべき危険性もあり段階的に運動を進めるとしている．高齢者の歩行スピードの低下は生存率に関わり[3]，サルコペニアの包括的介入の中で運動療法に期待されるところは大きい．十分な知識を持ったうえでの積極的な運動療法が望まれる．

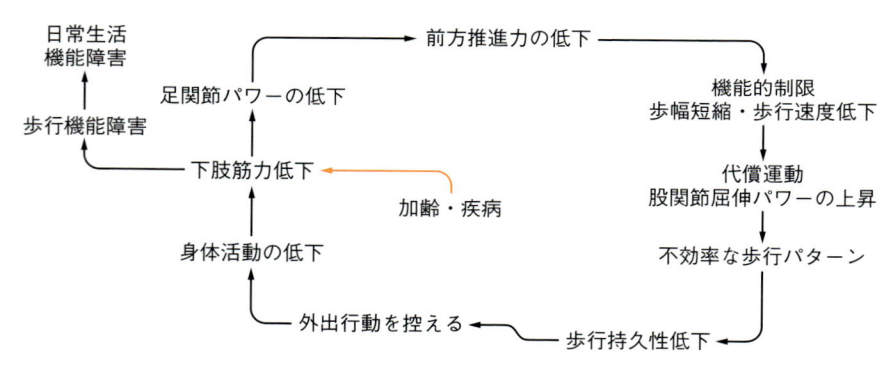

図1 ● 高齢期における生活機能障害発生のモデル（島田裕之．In：葛谷雅文，他編．栄養と運動で予防するサルコペニア．東京：医歯薬出版；2013．p.134-9[2]）

文献
1) Biolo G, Ciocchi B, Stulle M, et al. Calorie restriction accelerates the catabolism of lean body mass during 2 wk of bed rest. Am J Clin Nutr. 2007; 86: 366-72.
2) 島田裕之．その他の介入方法．運動．In：葛谷雅文，他編．栄養と運動で予防するサルコペニア．東京：医歯薬出版；2013．p.134-9.
3) Studensky S, Perera S, Patel K, et al. Gait speed and survival in older adults. JAMA. 2011; 305: 50-8.

Q54 下肢切断後の体重評価，栄養必要量の設定はどう考えればよいでしょうか．

> **A54** 吉田貞夫
>
> 下肢切断後の症例では，体重の補正を行わないと，必要エネルギー量や蛋白質量を過小評価し，低栄養の原因となることがある．体重における各部位の重さの占めるパーセンテージを用いることによって，下肢切断後の症例でも，切断部分の重さを推測し，切断前の体重を推測することができる．両下肢切断後の症例の身長の推測には，デミスパンを用いる．

　体重は，栄養管理を行ううえできわめて重要な指標である．通常は，測定した体重（現体重）の理想体重（IBW）に対する割合（％IBW）や，通常体重（UBW）に対する割合（％UBW），body mass index（BMI）などを算出し，栄養状態の評価を行う．また，必要エネルギー量や蛋白質量の算出にも体重が用いられる．

　しかし，下肢切断後の症例では，測定した体重をそのまま評価に用いると，体重が過小に評価され，正しい評価結果が得られない．必要エネルギー量や蛋白質量も，実際より少なく算出されてしまうので，注意が必要である．

　下肢切断後の症例では，切断によって失われた部分の重さを推測し，測定した体重に加えることによって，切断前の体重を推測することができる．切断部位の重さは，体重における各部位の重さの占めるパーセンテージより算出する（表1）[1, 2]．

　たとえば，右下肢を膝関節下で切断した症例では，切断部位のパーセンテージが5.9％となるので，測定した体重が54.0 kgとすると，切断前の体重は，54÷(1-5.9÷100)で，57.4 kgと計算することができる．体重あたり30 kcalのエネルギー量は1722 kcal，体重あたり1.1 gの蛋白質量は63 gと算出される．体重を補正せず，測定したままの値で計算してしまうと，体重あたり30 kcalのエネルギー量は1620 kcal，体重あたり1.1 gの蛋白質量は59 gとなり，エネルギーでは100 kcal，蛋白質量では4 gの差が生じてしまうこととなる．大腿で下肢を切断した症例，両下肢を切断した症例では，その差がさらに大きくなり，エネルギー量では200〜300 kcal，蛋白質量では10 g前後になることもある．これだけのエネルギー量，蛋白質量の不足が長期間継続すると，栄養状態の悪化につながることはいうまでもない．

　両下肢切断後の症例では，身長も測定することが不可能である．したがって，標準体重，BMI

表1 ● 四肢の切断後の症例の体重の計算法（文献1，2より）

部位	パーセンテージ
体幹	50.0％
手	0.7％
前腕〜手	2.3％
上腕〜手	5.0％
足	1.5％
下腿〜足	5.9％
大腿〜足	16.0％

基本的な考え方

切断前の体重（kg）
　＝現在の体重＋切断部位の重さ
　＝現在の体重
　　＋切断前の体重×切断部位のパーセンテージ÷100

この式を変形すると…

$$切断前の体重 = \frac{現在の体重}{1 - \dfrac{切断部位のパーセンテージ}{100}}$$

II．知識編

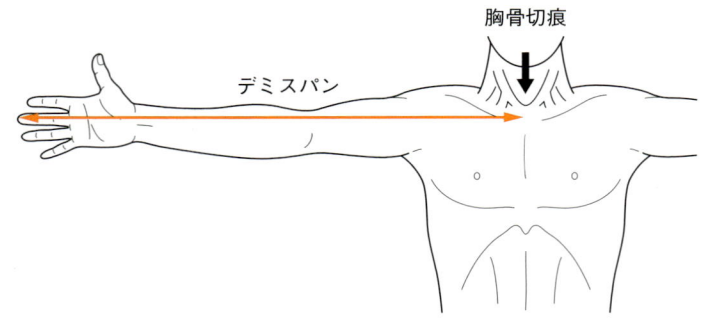

デミスパンを用いた身長の推測
男性：〔1.40× デミスパン（cm）〕＋57.8（cm）
女性：〔1.35× デミスパン（cm）〕＋60.1（cm）

図1 ● デミスパンによる身長の推測

なども算出することが困難となる．その場合，まっすぐ腕を伸ばした姿勢での正中線から中指の先端までの距離（デミスパン）により身長を推測し，標準体重，BMIなどを計算することが可能である（図1）[2]．

以上，下肢切断後の症例において，下肢切断前の身長や体重の推測法について概説した．実際の症例で，エネルギー必要量などを計算する場合には，切断前の身長，体重に加えて，切断後の代謝や活動量の変化についても考慮する必要がある．筋肉は，安静時の代謝においても，1kgあたり13kcal程度のエネルギーを消費している[3]．したがって，下肢切断によって，実際には，安静時のエネルギー消費量が減少している可能性が高い．また，筋肉は，活動によって1kgあたり50kcal程度のエネルギーを消費する．下肢切断によって，移動能力が制限されることによって，1日の活動量が低下すると，1日のエネルギー消費量が大幅に減少する可能性も高い．エネルギー量設定に際しては，切断前の身長，体重から計算した値を参考に，やや低めの値に設定することが望ましいと考えられる．では，どの程度低く設定するかについては，症例による個人差も大きく，切断の理由が糖尿病性壊疽などである症例もあるため，個々の症例ごとに検討し，モニタリングを行い，調整していく必要がある．

文献

1) Malone A. Anthropometric assessment. In: Charney P, Malone E, editors. ADA Pocket Guide to Nutrition Assessment. Chicago: American Dietetic Association; 2004. p.142-52.
2) 吉田貞夫．身長，体重，BMI．In：臨床栄養別冊 ワンステップアップ栄養アセスメント．東京：医歯薬出版；2010. p.20-7.
3) Wang Z, Ying Z, Bosy-Westphal A, et al. Evaluation of specific metabolic rates of major organs and tissues: comparison between men and women. Am J Hum Biol. 2011; 23: 333-8.

Q55 管理栄養士です．リハカンファレンスに参加したいのですが，どうしたらよいですか．

A55 　　　　　　　　　　　　　　　　　　　　　　　　　　　　　　　吉村由梨，吉田貞夫

カンファレンスシートに管理栄養士コメント欄を設け，発言時間枠を確保することが大切である．食事提供内容や栄養状態など，リハ栄養に必要な情報を短時間で要領よくコメントができるようにする．

　管理栄養士がリハカンファレンス（以下リハカンファ）に参加するためにまずチェックすべきは，各患者のリハカンファスケジュールを栄養部門でも共有できるかどうかである．院内 LAN，共有フォルダ，メッセンジャー，掲示板などを活用する．

　リハカンファの時間帯によっては，栄養部門の業務調整を図る必要がある．マンパワーの問題で，全症例のリハカンファに参加できない場合は，必要な症例を選んで出席することも検討すべきである．

　次に，カンファレンスシートに栄養士のコメント欄を設けてもらう．文字だけでは真意は伝わらないことも多いので，コミュニケーションエラーを防ぐために，たとえ 30 秒でも発言の時間枠を確保する．

　初回リハカンファではリハ栄養アセスメントを中心に報告する．栄養士は，[体重，体重変化率，食事提供内容，食事提供の際の留意点，嗜好状況，血液データ（Alb，Hb，TLC，CRP など）]といった情報を提示する．体重や検査値の数値の変化だけではなく，その評価を完結に述べると伝わりやすい．また，発言内容は一定の書式にまとめるなど，短時間で要領よくコメントができるように工夫する．この書式のコピーをカルテに保存することで，参加できなかったメンバーとも情報共有が可能となる．

　リハカンファでは必要栄養量算出のために必要な，身体状況，活動量，リハ内容について把握できる．また，今後のリハスケジュールから，活動内容が変化するタイミングに合わせて，エネルギー・蛋白質などの食事内容を調整・提供することが可能になる．

　地域連携情報があれば，退院後も適切な食事内容・食事形態による栄養管理が継続できるか確認し，退院先の状況に合わせて食事内容・食事形態を調整する必要がある．

　回復期リハビリテーション病棟協会管理栄養士 10 箇条にも，カンファレンスへの参加，チーム医療，多職種協働への取り組みが唱われている（表 1）．

表 1 ● 回復期リハビリテーション病棟協会管理栄養士 10 箇条

1. 栄養を食べ物で表現する職種であることを自覚しよう
2. 口から食べることを推進しよう
3. 安全でおいしい食事を提供しよう
4. 適切な嚥下食の提供と開発をしよう
5. カンファレンスに参加し，チームの一員として貢献しよう
6. 栄養状態の評価を行い，全身状態の改善およびリハビリテーション効果の向上につなげよう
7. 再発予防や基礎疾患に対応する食事教育をしよう
8. 在宅での食事に対する不安解消や地域・施設との充分な連携をとろう
9. 計画・実施したことはアウトカム評価を行い，エビデンスの集積をしよう
10. 栄養ケアを多職種協働で介入するシステムを構築し，定期的な評価と質の向上に努めよう

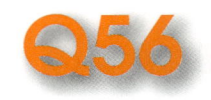

Q56 PT・OTです．NSTに参加したいのですが，上司が21単位（1単位＝20分）やってから参加しなさいといいます．どうしたらよいですか．

A56　　　　　　　　　　　　　　　　　　　　　　　　　　　　　　　　　石川　淳，宮崎慎二郎

わが国ではPotluck Party Method（PPM：持ち寄りパーティー方式）でのNSTが広く普及しており，各職種がそれぞれの業務に支障をきたさないよう様々な工夫を行いNST活動に参加している[1]．

　主なNST活動としては，定期的なミーティングの実施（症例検討や勉強会），各症例に対する週1回のNST回診がある．NSTの構成職種や運営方法は，各施設によって異なるが，ここではPT・OTが極力，業務に支障をきたさないようにNST活動に参加する方法を紹介する．

　定期ミーティングに関しては，昼食時間を利用し，食事をとりながらのランチタイムミーティングとすることで，ミーティングとは別に昼食時間をとる必要がなく，リハ診療時間に与える影響はない．

　週1回のNST回診については，1日21単位を義務付けられている場合，NST回診の曜日のみ単位を減らすことで，回診参加時間を確保する．減らした単位分に関しては，その他の曜日の単位を増やすことで，1週間の合計単位は減少しないよう調整する．まずは，担当患者の回診から参加し，徐々にリハ部門全体の患者へと，回診参加対象を拡大していく．

　これらの方法でも，ミーティングやNST回診に参加することが困難な場合は，全職種が閲覧可能なNSTカルテなどの情報共有ツールを利用し，ミーティング内容や回診記録の情報を収集する．また，PT・OTはリハの状況をNSTへ情報提供することで，円滑な情報交換が可能となる．

　これらの方法の他にも，各施設にあったNST活動への参加方法を模索することで，通常業務への支障を極力抑え，NST活動への参加が可能となる．各施設によって，NSTの中でのPT・OTに求められる役割は異なるが，リハの専門職として，PT・OTの積極的なNST活動への参加が望まれる．

文献
1) 東口髙志．栄養サポートチームの役割と組織．In：東口髙志，編．NST完全ガイド・改訂版　経腸栄養・静脈栄養の基礎と実践．2版．東京：照林社；2009．p.46-8．

Q57 歯科医師・歯科衛生士です．リハ栄養カンファレンスで自分たちの専門性をどういかしていけばよいですか．

> **A57** 山川 治
> 歯や義歯などが原因の咀嚼障害や口腔の機能障害に対する嚥下機能補助装置などによる対応は歯科医師にとって重要である．また口腔衛生管理と口腔機能改善のための機能訓練だけでなく，臨床栄養の基礎知識も必要不可欠である．

歯科衛生士による専門的な口腔ケアはすべての患者に必要な基本的かつ重要な対応である．口腔内に付着したバイオフィルムを機械的清掃で除去することや誤嚥性肺炎を予防するための口腔ケアは，口蓋や舌などの粘膜ケアが重要である．特に誤嚥性肺炎は就寝時に起きることから，夕食後の口腔ケアも十分にする必要がある[1]．

口腔ケアでは口腔の衛生管理をするだけではなく，生活モデルの視点で口腔ケアを展開する．また口腔機能および嚥下機能の改善を目的とした口腔リハを行う場合，臨床栄養の基本的知識の習得は必須である．栄養を考えずに口腔リハを行うと，逆に口腔機能や嚥下機能が低下する場合がある．

歯や義歯などに起因した咀嚼障害や口腔の機能障害に対する嚥下機能補助装置による対応は歯科医師のみが対応できる．しかし栄養状態を無視すると義歯の不適合を招いたり，咀嚼力が低下する．さらに口腔乾燥を認めることもあり，脱水を含めた原因を考えないと保湿剤の効果が認められないこともある[2]．

今後，高齢化に伴って増加する摂食・嚥下障害患者に対して，他の疾患と同様に，多職種間の密な連携がないと嚥下障害のリハを十分に行うことができない[3]．まずそれぞれの職種がそれぞれの役割をお互いにきちんと理解し，歯科医師と歯科衛生士は自分たちのできることとやるべきことを認識し認め合うことが必要である[4]．

歯科医師や歯科衛生士はリハ栄養の歯科版といえる「臨床歯科栄養」としての考えをもって積極的に関わり，活躍していくことを期待する．

文献
1) 藤本篤士. 摂食・嚥下リハビリテーションにおける歯科医師，歯科衛生士の役割. 静脈経腸栄養. 2011; 26: 43-7.
2) 若林秀隆. リハビリテーション栄養と歯科. 口腔ケアの必要性. In: 藤本篤士, 他編. リハビリテーション栄養. 1版. 東京: 医歯薬出版; 2010. p.127-33.
3) 若林秀隆. 歯科衛生士に知ってほしい"リハビリテーション栄養". DHstyle. 2013; 7: 48-52.
4) 園井教裕. NST（栄養サポートチーム）とは？ DHstyle. 2013; 7: 56-60.

Ⅲ 実践編

Q58 低栄養の時はどの程度活動すればよいのですか.

A58 若林秀隆

低栄養で今後，栄養状態が悪化すると予測される場合には，2メッツ以下のADLを目安として活動する．低栄養でも栄養状態が今後，維持もしくは改善すると予測される場合には，3メッツ以上の活動を行うことが可能である．

　低栄養の時にどの程度活動すればよいかは，現時点の栄養状態よりも今後の栄養状態の予後予測で判断する．貧血，循環器疾患，呼吸器疾患を認める場合には，これらの考慮が必要である．貧血の原因で最も多い鉄欠乏性貧血の場合には，食事からの鉄投与だけでなく鉄剤を利用する．

　今後の栄養状態が悪化すると予測される場合，制限なく積極的に活動すると活動によるエネルギー消費量の増加から低栄養が悪化して，持久力が低下する．そのため，活動の制限が必要である．

　しかし1日中，安静臥床にしていれば持久力低下が進行するため，一定の離床と活動はむしろ必要となる．仮説であるが，2メッツ以下のADL（食事，整容，トイレ，入浴，病室・病棟内の歩行）に関しては制限しないほうが，廃用症候群予防のメリットが低栄養悪化のデメリットを上回ると考える．一方，3メッツ以上のADL（病院内・屋外の長距離歩行，階段昇降）に関しては，活動時間が長くなりやすく低栄養悪化のデメリットが廃用症候群予防のメリットを上回るため，制限したほうがよいと考える．ただし，悪液質に対する運動の抗炎症作用を期待する場合には，栄養状態が悪化している場合でもあえて3～4メッツ程度の運動を行う．

　現時点で低栄養でも今後の栄養状態は維持もしくは改善すると予測される場合，積極的に活動することで持久力の改善を期待できる．そのため，3メッツ以上の活動も制限なく行うことが可能である．ただし，現時点で低栄養が著明な場合には，ある程度の栄養改善が得られるまで，2～3メッツ以下の活動を短時間に止めておく．

　栄養状態が改善している状況で活動を行わないと，筋肉ではなく脂肪で体重が増加する可能性が高くなる．低栄養でも栄養改善で体重増加を認める場合には，安静度より活動度を設定して，積極的に活動することが重要である．

　肥満やサルコペニア肥満の存在が，持久力低下の一因となっていることがある．この場合には，低エネルギー高蛋白食の栄養療法と同時に，有酸素運動を十分に行うことが必要である．特にサルコペニア肥満の場合には，有酸素運動にレジスタンストレーニングも併用することが望ましい．

Q59 嚥下リハで経口摂取可能になりましたが，1日エネルギー必要量に届かない時はどうしますか．

A59 森　隆志

嚥下能力に応じた栄養補助食品の追加投与，食事摂取回数の増加を検討する．経口摂取のみで速やかに必要エネルギー量を賄えない場合は，経腸栄養か静脈栄養を行いエネルギー需要を充足させる必要がある．

　脳卒中で摂食・嚥下障害のある患者はない患者に比し栄養障害の割合が2倍高く[1]，嚥下障害のある高齢者の55％は低栄養のリスクがある[2]．また，高齢者でサルコペニアと嚥下障害が生じると，低栄養のリスクが高くなり，嚥下障害と低栄養の結果，体重減少，脱水，筋肉分解，疲労，誤嚥性肺炎，身体機能低下が生じる[3]．

　嚥下障害は低栄養や脱水のリスクファクターとなるため栄養ケアに十分な配慮が必要である．嚥下障害による低栄養に十分な対応ができない場合にはサルコペニア，さらなる低栄養（飢餓），嚥下障害の悪化（最終的に経口摂取できなくなる），肺炎，脱水，ADL低下，免疫能の低下を招き，患者の生命予後に影響を与える可能性がある．

　以下，筆者の臨床経験を交えて嚥下障害で摂取量不足がある場合の対応について述べる．嚥下障害の場合，摂取量不足の原因がサルコペニアなどによる体力（持久力，呼吸機能）の低下にある場合も多く，十分なリハ栄養管理が必要である．食思不振が生じている場合は気分障害や高CRP血症，低ナトリウム血症，輸液による過剰な栄養投与などの原因を検索できる限り対応する．上肢による食器操作の困難や認知機能障害により摂取量が低下する場合があり，それぞれの原因に応じた対応が必要となる．いずれにせよ「足りないものは補う」べきであり，特に経口摂取で十分な摂取量を確保できない場合は，患者の状態・希望に応じて種々の経腸栄養や静脈栄養を併用し，低栄養・脱水やサルコペニアによるさらなる嚥下機能低下を予防すべきである．

　経口摂取のみでの十分な栄養摂取を目指せる場合は，栄養補助食品を使用する場合が多い．嚥下調整食や摂食支援食が好ましい場合が多く，嚥下機能に応じて適度な凝集性・付着性・均質性・硬さといった物性が必要になる．また，十分な摂取量とQOLを確保するために嚥下調整食や摂食支援食は美味しいかどうかも重要なポイントとなる（図1）．経口摂取で速やかに必要栄養量を補えない場合は経腸栄養の適応を検討する[4]．経鼻経管栄養は胃ろうに比し低侵襲で簡便に使用可能だが，不快感や嚥下機能への悪影響，胃食道逆流・誤挿入・抜去のリスクがあるためできるだけ短期的に使用すべきである．長期（およそ4週間以上）にわたって経口での栄養摂取ができない場合は，胃ろうの適応を検討する（解剖学的問題などで胃ろう造設ができない場合は食道ろうを検討する）．胃ろうは経鼻経管栄養に比し不快感が少なく抜去のリスクも少ないが，侵襲的であり，造設時のリスクもあるため，長期的な留置に向いている．抜去や不快感など対象者の状況を総合判断し，糖加アミノ酸輸液などの末梢静脈栄養を短期的に実施する場合もある．

　「ある程度は経口摂取可能」な患者に経腸栄養や静脈栄養を行う場合，臨床的に問題となるのは経口摂取あるいは嚥下訓練の中止である．経口摂取の中止は嚥下機能の廃用をもたらし嚥下機能回復の妨げになる．全身状態，栄養状態の改善とともに嚥下機能が向上する例もあり，経管栄養や静脈栄養だからこそ（誤嚥の危険性をコントロールできるレベルであれば），安易な経口摂取・嚥下訓練の中止は避け，できるだけ経口摂取を行うべきである．

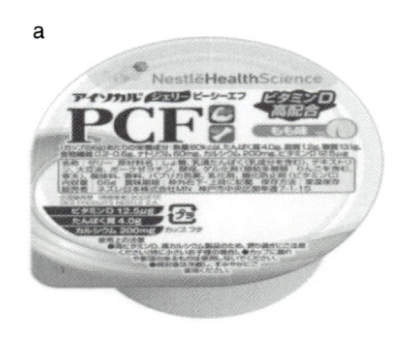

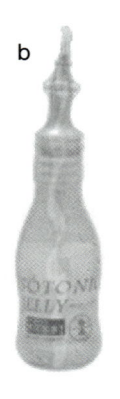

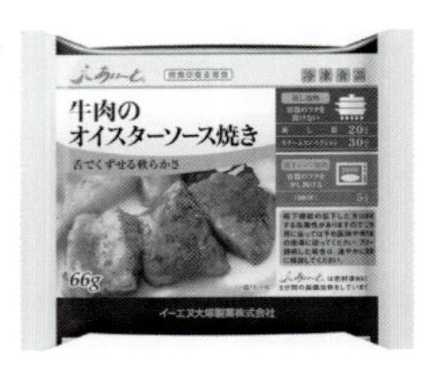

図1 ● 嚥下調整食の例
a：アイソカル・ジェリー PCF（ネスレヘルスサイエンス）．少量で高カロリー，ビタミン D などでサルコペニアに配慮（80 kcal/66 g）．
b：アイソトニックゼリー（ニュートリー）．水分補給用のゼリー．
c：あいーと（イーエヌ大塚製薬）．形・味を保持して舌でつぶせる程度までやわらかくしている．

文献

1) Foly NC, Martin RE, Salter KL, et al. A review of the relationship betweeen dysphagia and malnutrition following stroke. J Rehabil Med. 2009; 41: 707-13.
2) Rofes L, Arreola V, Almirall J, et al. Diagnosis and management of oropharyngeal dysphagia and its nutritional and respiratory complications in the elderly. Gastroenterol Res Pract. 2011; 2011: 818979.
3) Ney DM, Weiss JM, Kind AJ, et al. Senescent swallowing: impact, strategies, and interventions. Nutr Clin Pract. 2009; 24: 395-413.
4) 嚥下障害に対するリハビリテーション．In：篠原幸人，他編．脳卒中治療ガイドライン 2009．東京：協和企画；2009．p.318.

Q60 サルコペニアでも慢性腎臓病（CKD）の場合には低蛋白食にするべきですか．

> **A60**　　　　　　　　　　　　　　　　　　　　　　　　　　　　　黄　啓徳
> 慢性腎臓病（CKD）の場合，蛋白質摂取量の制限はするべきだが，十分なエネルギー量を確保する．分岐鎖アミノ酸（BCAA），特にロイシンの骨格筋蛋白質合成促進作用はサルコペニア対策に有効と考える．

慢性腎臓病（CKD）における蛋白質摂取コントロールの目的の1つは，腎臓を保護して，その機能を維持することである．過剰な蛋白質摂取は，その代謝物が増加し，濾過するための糸球体内圧が高くなる．糸球体内圧が高くなると，サイトカインなどの細胞障害性物質が放出され，腎臓機能が徐々に低下していく．蛋白質摂取コントロールのもう1つの目的は透析導入を遅らせることである．尿毒症の原因物質は，蛋白質が材料となって産生されているため，蛋白質の制限は尿毒症の原因物質の減少となる．すなわち，尿毒症の発症を抑えることができれば，透析導入を遅らせることができる．ほかに蛋白質の摂取量とリン・カリウムの摂取量には，密接な関連があるため，過剰な蛋白質摂取は，同時にリン・カリウムの摂取量に影響する．そのため，CKD 患者に蛋白質摂取量の制限を求める．

しかし一方，蛋白質の摂取制限は，サルコペニアになるリスクを招く可能性もある．具体的な蛋白質の摂取基準は，重症度分類の CKD ステージ G1〜G5 の基準に準じる（表1）．サルコペニアの観点からは，CKD の各ステージの基準に沿った制限下での蛋白質の摂取量，特に必須アミノ酸の摂取が重要となる．必須アミノ酸の中でも最も蛋白質同化作用が強いことが知られている分岐鎖アミノ酸（BCAA）[1,2]，特にロイシンの含有量が高い BCAA は骨格筋蛋白質合成促進効果が優れている[3]．蛋白質摂取量制限下では，十分なエネルギー量の確保もサルコペニア進行防止には必要となる．

表1　CKD ステージ G1〜G5 の蛋白質摂取基準
（日本腎臓学会，編．CKD 診療ガイド 2012．東京：東京医学社；2012 より改変）

CKD ステージ	蛋白質（g/kg 標準体重*/日）
G1	必要に応じて
G2	必要に応じて
G3	0.8〜1.0
G4	0.6〜0.8
G5	0.6〜0.8

*BMI 指数を用いて算出した標準体重

文献
1) Anthony JC, Anthony TG, Kimball SR, et al. Orally administered leucine stimulates protein synthesis in skeletal muscle of postabsorptive rats in association with increased eIF4F formation. J Nutr. 2000; 130: 139-45.
2) Kobayashi H, Kato H, Hirabayashi Y, et al. Modulations of muscle protein metabolism by branched-chain amino acids in normal and muscle-atrophying rats. J Nutr. 2006; 136: 234-6S.
3) Rieu I, Balage M, Sornet C, et al. Leucine supplementation improves muscle protein synthesis in elderly men independently of hyperaminoacidaemia. J Physiol. 2006; 575: 305-15.

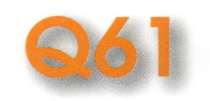

Q61 低栄養でも糖尿病の場合にはエネルギー制限食にすべきでしょうか.

> **A61** 　　　　　　　　　　　　　　　　　　　　　　　　　　　　　　　　吉田貞夫
>
> 糖尿病の症例で，血糖値をコントロールする目的でエネルギー量を必要以上に制限するのは誤りである．低栄養を悪化させ，サルコペニアを助長しないためにも，必要エネルギー量に見合った食事を提供すべきである．血糖値が上昇するのは，インスリン抵抗性やインスリン分泌能低下が原因である．血糖値のコントロールには，インスリン抵抗性を改善させる治療や，インスリン投与を行うことが重要である．

　糖尿病症例で，血糖コントロール不良の状態が持続すると，蛋白尿が増加したり，免疫能が低下したりするほか，重症の場合は，高浸透圧性昏睡といった合併症を引き起こす恐れがある．そのため，糖尿病症例では，1日のエネルギー摂取量を制限した食事が提供されることが多い．確かに，エネルギー量の制限によって，血糖コントロールは改善するかもしれない．しかし，摂取エネルギー量が，不用意に，本来必要である量以下に制限されてしまうと，低栄養を悪化させ，サルコペニアを助長することにもつながる．標準体重，あるいは，現体重，代謝ストレス，活動量などから算出される必要エネルギー量（Q90 参照）に見合った食事を提供すべきである．

　糖尿病症例は，MNA®（Mini-Nutritional Assessment）のスコアが低く，血清アルブミン値なども低値で，低栄養であったという研究もある（図1）[1]．実際には，血糖コントロールが優先するあまり，適切な栄養が摂取されていないという現状も少なくないと考えられる．この研究では，Barthel Index や握力といった身体機能についても検討を行っているが，糖尿病症例では，いずれも有意に低下していた（$p<0.01$）．糖尿病症例においては，不適切な栄養管理による低栄養が，身体機能にまで悪影響を及ぼしている可能性が示唆される．リハのアウトカムを改善させるためにも，適切な栄養管理を心がけるべきである．

　糖尿病症例において血糖値が上昇する原因には，インスリン抵抗性やインスリン分泌能低下があげられる．必要なエネルギー量を摂取するためには，内服薬（スルホニル尿素系薬剤，DPP4 阻害薬，αグルコシダーゼ阻害薬など）による治療の強化や，インスリン投与が必要となる場合もある．

　また，血糖値を上昇させずに必要なエネルギー量を摂取する工夫として，グリセミックインデックス（GI 値）の低い，パスタや玄米，春雨，いも類などの食品や，マヨネーズやオリーブオイルなどの脂質を使用する方法もある．

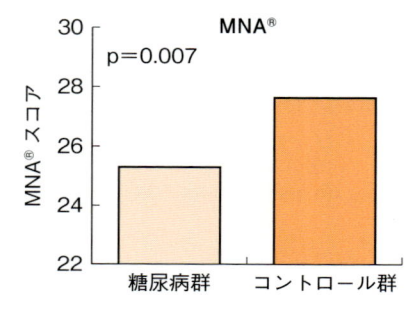

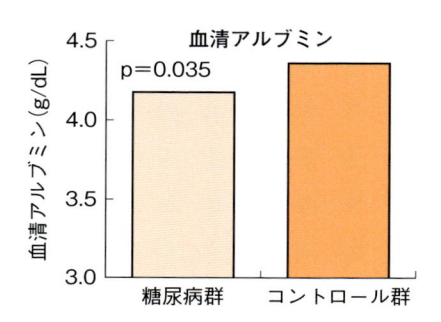

図1 ● 糖尿病症例における MNA スコアと血清アルブミン値
（Turnbull PJ, et al. J Nutr Health Aging. 2002; 6: 185-9 [1]）

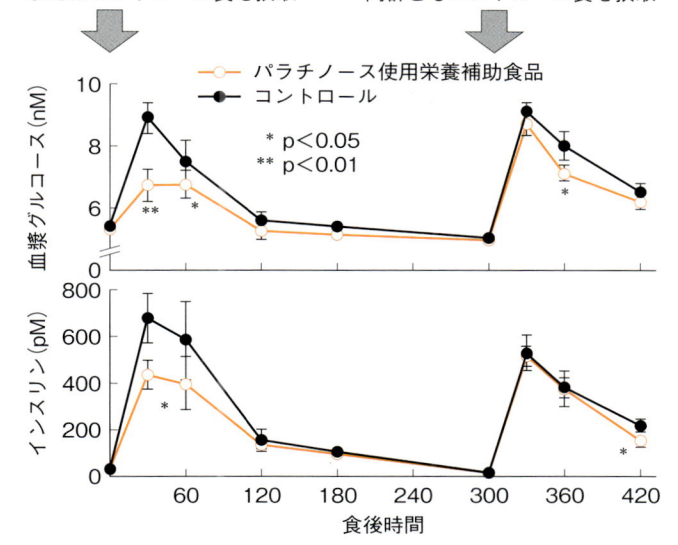

図2 ● パラチノース®のセカンドミール効果（Arai H, et al. Metabolism. 2007; 56: 115-21[2]）

パラチノース使用補助食品を摂取した群では，その食事の血糖値が低値だっただけでなく，次の食事では，パラチノースを摂取していないにもかかわらず，血糖値が低値を示した．

近年，パラチノース®やパラチニット®といった，吸収が緩やかで，血糖値が上昇しにくい糖質が注目されている．パラチノース®は，それ自体が吸収されにくいのみならず，他の糖質の分解，吸収をも抑制するという特性がある．また，前の食事の際に摂取したパラチノース®の影響で，次の食事の際にはパラチノース®を摂取しないにもかかわらず，血糖値の上昇が抑制されるという作用があることがわかっており，セカンドミール効果と呼ばれている（図2）[2]．セカンドミール効果は，食物繊維などでも認められるといわれている．

経腸栄養に使用する液体栄養剤は吸収しやすい成分で構成されているため，血糖値の上昇を招きやすいといわれている．糖尿病の症例では，パラチノース®などのGI値の低い糖質や，食物繊維を配合した栄養剤，脂肪の含有量を50％近くまで増やした特殊な栄養剤を使用することもある[3,4]．

静脈栄養を行う場合も，血糖値の上昇が起こりやすいといわれている．一時は，合併症の防止のため，血糖値を110 mg/dL以下に管理すべきという報告もあったが，近年では，血糖値を低下させることによって，低血糖とそれによる合併症のリスクが高くなり，投与されるエネルギー量も減少し，死亡率も増加するという研究が多く発表され，米国静脈経腸栄養学会（ASPEN）では，血糖値の管理目標を140〜180 mg/dLとやや高めに設定している[5]．静脈栄養を行う場合においても，適切なエネルギー量を投与し，血糖値を下げすぎないようにすることが大切である．

文献
1) Turnbull PJ, Sinclair AJ. Evaluation of nutritional status and its relationship with functional status in older citizens with diabetes mellitus using the mini nutritional assessment (MNA) tool-a preliminary investigation. J Nutr Health Aging. 2002; 6: 185-9.
2) Arai H, Mizuno A, Sakuma M, et al. Effects of a palatinose-based liquid diet (Inslow) on glycemic control and the second-meal effect in healthy men. Metabolism. 2007; 56: 115-21.
3) 吉田貞夫．褥瘡と栄養—本当はどう関連している？Q&A．エキスパートナース．2011; 27: 19-24.
4) 吉田貞夫．経腸栄養のトラブルシューティングと合併症対策．In: 吉田貞夫，編著．見てわかる 静脈栄養・PEGから経口摂取へ．東京：学研メディカル秀潤社；2011．p.66-82.
5) McMahon MM, Nystrom E, Braunschweig C, et al; American Society for Parenteral and Enteral Nutrition (A.S.P.E.N.) Board of Directors; American Society for Parenteral and Enteral Nutrition. A.S.P.E.N. clinical guidelines: nutrition support of adult patients with hyperglycemia. J Parenter Enteral Nutr. 2013; 37: 23-36.

Q62 リハ栄養で有用な検査項目はなんですか．検査値の見方を教えてください．

> **A62** 佐藤千秋
> 尿中尿素窒素の測定から蛋白動態をみる窒素バランスと，筋肉量の把握に尿中クレアチニンの測定が有用である．血液検査ではアルブミン，CRP，白血球数とヘモグロビンを基本検査とし，必要に応じて追加検査を行う．

　リハ栄養の検査項目は，栄養状態の把握とリハの効果判定法の両面から考える必要がある．栄養状態の把握は客観的アセスメント（血液検査など）から，リハの効果は体蛋白（筋肉量や内臓蛋白）の推移を身体計測から把握できる．

　栄養状態の把握では，血清中のアルブミン，炎症の指標となる CRP や白血球数，貧血の指標であるヘモグロビンが有用である．アルブミンが低値であれば，トランスフェリンやトランスサイレチンを測定し，どの程度の低蛋白血症かをみる．貧血があれば血清鉄をチェックしたい．また，炎症がある場合は程度に応じてリハ介入方法を考える必要がある．さらに，必要蛋白量と投与蛋白量のバランスをみる必要がある．これは窒素バランスで評価することができ，現在の栄養管理の適正を判断できる．

$$窒素バランス（NB）＝〔投与アミノ酸量（g/日）/6.25－尿中尿素窒素（g/日）〕×5/4$$

で求められ，目標は±0 である．正の場合は蛋白同化状態で筋力増強を目標とした機能訓練が可能であるが，負の場合は蛋白異化状態のため機能維持のための訓練しか行えない[1]．

　また，総合的栄養評価法として CONUT（controlling nutritional status）法がある．この方法は血清アルブミン，総コレステロールおよび末梢血リンパ球数を指標としている．特殊な項目を含まず，急性期・慢性期双方のスクリーニングおよびモニタリングに有用である[2,3]．

　リハの効果判定では，筋肉量や内臓蛋白の推移を把握する必要がある．筋肉量の正確な測定方法として CT 画像検査があるが，放射線被曝の問題があり，頻繁な検査は好ましくない．そこで有用となるのが身体計測や尿中クレアチニンの測定である．上腕筋面積（AMA）は筋肉量を反映し[4]，

$$AMA＝AMC（上腕筋囲）^2/4\pi$$
$$※AMC＝AC（上腕周囲長）－0.314×TSF（上腕三頭筋皮下脂肪厚）$$

で求められる．下腿周囲長も筋肉量の指標となるが浮腫が多くみられる部位なので注意する．また，尿中クレアチニンからは

$$除脂肪組織量（kg）＝23.3×尿中クレアチニン（mg/日）＋21.1$$

が求められる．これらの時系列を追うことで筋肉量の推移をみることができるので参考にされたい．

文献
1) 若林秀隆．リハビリテーション栄養アセスメント．In：若林秀隆，編．PT・OT・ST のためのリハビリテーション栄養—栄養ケアがリハを変える．東京：医歯薬出版；2010．p.34-42．
2) Ignacio de Ulíbarri J, González-Madroño A, de Villar NG, et al. CONUT: a tool for controlling netritional status. First validation in a hospital population. Nutr Hosp. 2005; 20: 38-45.
3) 佐藤千秋．リハビリテーション栄養と検査．In：若林秀隆，編．リハビリテーション栄養ハンドブック．東京：医歯薬出版；2010．p.117-26．
4) Heymsfield SB, Martin-Nguyen A, Fong TM, et al. Body circumferences: clinical implications emerging from a new genometric model. Nutr Metab. 2008; 5: 24.

Q63 リハ栄養で注意したほうがよい薬剤はありますか.

A63　　　　　　　　　　　　　　　　　　　　　　　　　　　　　　　　　　　　　藤原　大

栄養摂取の側面からは，摂食・嚥下機能や消化管機能を阻害する薬剤に注意が必要である．運動・筋合成の側面からは，筋蛋白合成阻害・分解促進に作用する薬剤に注意する．

リハ栄養の「阻害因子」となる可能性のある薬剤としては，栄養摂取・嚥下に関連するもの[1]や運動および筋合成に関連するものなどがあげられる．

■ 覚醒レベルや注意力を低下させる薬剤

抗不安薬，睡眠導入薬，抗精神病薬，抗てんかん薬，第一世代抗ヒスタミン薬などがある．ドパミン遮断作用によるサブスタンスP放出低下から，嚥下反射および咳反射低下により不顕性誤嚥のリスクを高める．意識レベルの低下や眠気により，先行期を中心として嚥下の5期すべてに影響する．

■ 唾液分泌を低下させる薬剤

抗コリン薬，三環系抗うつ薬，第一世代抗ヒスタミン薬，利尿薬などがある．唾液分泌が低下すると，口腔内乾燥が起こる．味覚を悪化させ，咀嚼機能の低下をもたらし，嚥下までに要する時間が延長する．胃腸の機能や摂食・嚥下の協調運動にも悪影響を与える．

■ 嚥下機能を低下させる薬剤

抗精神病薬，制吐薬，消化性潰瘍治療薬には，錐体外路症状の副作用がある．高齢者では，特に注意が必要である．ジスキネジアは顔面・口・上肢・体幹にみられる無目的で不規則な不随意運動で，閉口・咀嚼・食塊形成に困難を呈する．ジストニアは舌・頸部などにみられる突発な筋肉のつっぱりで，頸部の姿勢異常により誤嚥のリスク増大や嚥下関連筋の可動制限による広範囲な障害を呈する．振戦は口・指・四肢に認められる反復的・規則的なリズミカルな運動で，捕食への影響がある．

骨格筋弛緩薬，抗不安薬，睡眠導入剤には，筋弛緩作用を含むものがある．嚥下関連筋の作用低下に伴う嚥下反射機能低下，舌骨上筋群の筋弛緩による舌骨挙上不全，顔面神経・舌下神経支配筋肉の弛緩による食塊形成不全・送り込み低下による嚥下圧形成不全を呈する．高齢者の場合は，特に筋弛緩作用をきたしやすい．

■ 筋肉に影響を及ぼす薬剤

低カリウム血症をきたす薬物の長期投与により，筋線維壊死，高クレアチンキナーゼ血症を伴う筋力低下をきたす．グリチルリチン酸や甘草などは，大量に使用すると偽アルドステロン症の特徴であるカリウム排泄促進による低カリウム血症などが起こり，浮腫，高血圧，四肢麻痺などの臨床症状が出現する．原因薬物の投与中止により回復するが，これらの薬剤を継続する場合は，低カリウム血症の出現に注意する[2]．

ステロイドの大量あるいは長期投与により筋蛋白の合成障害と分解亢進をきたし，近位筋優位の筋力低下と筋萎縮がみられる．発症は亜急性あるいは慢性のことが多いが，急性発症例の報告もある．40 mg/日以上あるいは30日以上の服用は発症リスクを高める[3]．

文献
1) 絶対やる気のNST．薬と摂食・嚥下障害．http://www20.atpages.jp/hospynst/?p=624
2) 樋口逸郎．筋肉に影響を及ぼす薬物．日内会誌．2007; 96: 1598-603．
3) 岩本雅弘．ステロイド誘発性筋萎縮．Modern Physician．2009; 5: 687-8．

Q64 サルコペニアでも肝硬変の場合には安静にすべきですか．

> **A64**　　　　　　　　　　　　　　　　　　　　　　　　　　　　　　　　　　　　若林秀隆
> 肝硬変患者に対する運動療法で筋肉量が改善したという報告がある．安静臥床にすると廃用性筋萎縮によるサルコペニアを合併して，生命予後が悪化する可能性がある．

　肝硬変の治療では以前，安静が指示されてきた．肝機能のコントロールが不良な場合には，一時的な安静が有効かもしれない．しかし，肝硬変患者の40％（112人中45人）にサルコペニアを認め，サルコペニアは肝機能と独立した死亡の予測因子という報告がある[1]．安静臥床によって筋肉量が減少してサルコペニアとなると，むしろ生命予後が悪化する可能性がある．

　肝硬変のサルコペニアは生存期間，QOL，合併症，肝移植後の予後に影響する[2]．肝硬変のサルコペニアの原因が不明であるため，効果的な治療は存在しないとされている[2]．しかし，肝硬変のサルコペニアの原因も加齢，活動，栄養，疾患に分類でき，1つずつ評価することでリハ栄養の対応が可能である．

　肝硬変患者の運動能力と筋力に関する13論文のレビューでは，肝硬変患者では健常者と比較して運動能力や筋力が有意に低下しており，肝硬変の重症度と運動能力や筋力に関連を認めた[3]．このうち2つの研究では，肝移植前の運動能力と肝移植後の生存に有意な関連を認めた．他の2つの研究では，肝硬変患者での運動療法は実施可能であり，運動能力は2つの研究で，筋肉量は1つの研究でそれぞれ改善した．以上より，肝移植を待機している肝硬変患者に対する運動療法は有効であり，予後を改善させる可能性がある[3]．

　一方，肝硬変患者の運動が肝機能を悪化させたというエビデンスはない．以上より肝硬変でサルコペニアの場合には，安静より運動療法の実施が望ましいと考える．ただし，運動によって門脈圧が上昇して消化管の静脈瘤出血を起こすリスクがある[2]ことに留意する．有酸素運動，レジスタンストレーニングとも実施可能であるが，軽負荷で行う．

　肝硬変患者では過栄養，低栄養とも認めることがある．肥満の場合には，低エネルギーでBCAAを利用した食事療法と運動療法を併用する．低栄養の場合には，運動療法の前に，十分なエネルギーとBCAAの摂取が必要で，就寝前栄養投与（late evening snack：LES）が有効である．運動直後のエネルギーとBCAA摂取も，肝硬変では有効な可能性があり検討する．

文献
1) Montano-Loza AJ, Meza-Junco J, Prado CM, et al. Muscle wasting is associated with mortality in patients with cirrhosis. Clin Gastroenterol Hepatol. 2012; 10: 166-73.
2) Dasarathy S. Consilience in sarcopenia of cirrhosis. J Cachexia Sarcopenia Muscle. 2012; 3: 225-37.
3) Jones JC, Coombes JS, Macdonald GA. Exercise capacity and muscle strength in patients with cirrhosis. Liver Transpl. 2012; 18: 146-51.

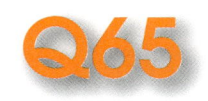

Q65 機能訓練中〜直後に栄養剤を飲むメリットはなんですか.

A65　　　　　　　　　　　　　　　　　　　　　　　　　　　　　　　　　　　　　植木昭彦

訓練直後に蛋白質と糖質を含んだ栄養剤を飲むことで，筋力や持久力がより増加して ADL や歩行が改善する可能性がある．1 日の必要カロリーや水分量が食事時間帯のみで確保しにくい場合，訓練中の補給で自然に摂取しやすい．

低栄養状態の患者では，訓練直後に蛋白質と糖質を含んだ栄養剤を飲むことで，筋力や持久力がより増加して ADL や歩行が改善する可能性がある[1]．澤田らの報告[2]によれば，骨格筋蛋白質の合成を促進するためには，レジスタンストレーニング（以下 RT）後の蛋白質摂取が最適なタイミングであるとしている．この場合，RT 後のアミノ酸と糖質の同時摂取が，蛋白質の利用効率を高めて最も強く骨格筋蛋白質の合成を促進するため，効果的であると指摘している．また，食後 3 時間前後の蛋白質摂取が，骨格筋蛋白質合成を最も効率よく高める[3]ため，食後 2 時間以降に RT を開始し，RT 終了後 30 分以内に栄養剤を全量摂取するようにして，食後 3 時間前後で蛋白質を摂取できるように調整している．

積極的な訓練内容を行っている場合や脱水傾向の患者の場合，訓練中にのどが渇く患者もおり，経口補水液や水分の補給も必要である[1]．機能訓練室で栄養剤や水分・経口補水液を摂取する環境にすることは，低栄養や脱水の予防とともに，筋力や持久力が増加してリハ訓練効果をより向上させる目的がある．特に回復期リハ病棟の入院患者の場合，訓練時間が 1 単位 20 分で最大 9 単位（3 時間）可能であり，PT・OT・ST をそれぞれ実施しても 1 時間程度はリハが継続することが多い．急性期病院からの転院直後の場合，リハの量や ADL 場面が急激に増えるために，訓練中や直後に脱水や低栄養になることがみられる．訓練中や訓練後は必然的に口渇や空腹になるため，食事場面以外での栄養や水分補給が行いやすい環境となり，患者が無理せず自然に摂取しやすい状況をつくることができる．筋力強化やリハ栄養の視点からも，機能訓練室や病棟で，手軽に栄養剤や水分・経口補水液の補給ができる環境づくりが必要と思われる．

文献
1) 若林秀隆. 運動栄養学. In: 若林秀隆, 編. リハビリテーション栄養ハンドブック. 1 版. 東京: 医歯薬出版; 2010. p.46-8.
2) 澤田篤史. 北海道済生会小樽病院におけるリハビリテーション直後のプロテイン摂取の取り組み. In: 若林秀隆, 編. リハビリテーション栄養ケーススタディ―臨床で成果を出せる 30 症例. 東京: 医歯薬出版; 2011. p.13-20.
3) Kato Y, Sawada A, Numao S, et al. Effect of light resistance exercise after ingestion of a high-protein snack on plasma branched-chain amino acid concentrations in young adult females. J Nutr Sci Vitaminol. 2009; 55: 106-11.

Q66 機能訓練中〜直後に栄養剤を飲ませたいのですが，コストはどうしたらよいですか．

A66　　　　　　　　　　　　　　　　　　　　　　　　　　　　　　　　　植木昭彦

機能訓練時に飲ませる栄養剤は，食品扱いのものが多い．入院中であれば，病院食の栄養補助食品扱いにして，食事とともに提供すれば給食費に含めて請求可能である．そうでなければ患者個人に実費負担が発生する．

　栄養剤には，医薬品扱いのもの（エンシュア・リキッド®，エンシュア・H®，ラコール®など）と，食品扱いのものがある．医薬品は医師の処方があれば薬剤として費用請求可能であるが，回復期リハ病棟では薬剤費も入院料に含まれるため薬剤としての算定はできない．急性期病院では低栄養の改善目的で，エンシュア®やラコール®を薬剤として処方し，訓練中や訓練後の摂取に使用すれば薬剤として算定できる．その他のほとんどの栄養剤は食品扱いであるので，病院食の栄養補助食品扱いにして，食事とともに提供すれば給食費に含めて算定可能である．そうでなければ患者個人に実費負担が発生する．

　当院では，病院給食を外注化しており，病院食を提供している場合は栄養補助食品を食事に含めることができないため，患者に実費購入の負担をお願いしている．実際，経管栄養の栄養剤は，病院食を提供しないため食費として算定しているが，機能訓練中や食事の補食として使用する栄養剤は，患者個人に実費で購入してもらい，病棟で管理しながら提供するようにしている．この場合も，会社によっては市販の価格より病院への納入価格が安い場合があるため，極力患者負担を少なくするように工夫が必要である．なお，患者の病態や嚥下状態，目的によって管理栄養士やNSTで適した栄養剤を選択しているため，様々な種類の栄養剤が病棟内にあるのが現実となっている．

　栄養剤の投与は，毎日ではなく週3回の程度でも効果がある．Yamadaらは，日本人のレジスタンストレーニングを行った高齢者で，ペムパル®アクティブを週3回，12週間摂取した群と摂取しなかった群を比較し，骨格筋指数と最大歩行速度が有意に増加し，サルコペニアの比率も減少したと報告している[1]．毎日の栄養剤補給が難しい場合，コストを気にする場合では週3回訓練直後の摂取を目安にするとよい．このほかにも栄養剤追加が厳しい時の現実的に可能な方法として，①病院食をできるだけ高エネルギー（1日2000 kcal以上）として，訓練を食事の直前に設定する，②牛乳を食事に1日数回つけて，牛乳だけは食事の時ではなく機能訓練時に摂取する，③栄養剤のサンプルで当面をしのぐ，などが考えられる．

　近年，栄養剤も成分や形状，味が様々なものがあるうえに，新しい商品も次々開発されている．各種のセミナーや学会・研究会で試飲や試供品の提供もあるので，病院として組織的に学習していくことが望ましい．

文献
1) Yamada M, Arai H, Yoshimura K, et al. Nutritional supplementation during resistance training improved skeletal muscle mass in community-dwelling frail older adults. J Frailty & Aging. 2012; 2: 64-70.

Q67 どんな人に機能訓練中に栄養剤を飲んでもらうのがよいですか．

> **A67** 植木昭彦
> 機能訓練時に栄養剤を補給する適応は，レジスタンストレーニングや持久力増強訓練を実施可能な患者である．つまり，リハ栄養の目標が機能改善に設定できる場合である．機能維持の場合も栄養改善目的で摂取する可能性がある．

　機能訓練時に栄養剤を補給するのは，訓練時にレジスタンストレーニングや持久力増強訓練を行っている場合か，低栄養状態で栄養改善を目的に様々な機会を利用して栄養を確保する場合である．まずリハ栄養マネージメントの視点から，現在の栄養状態と栄養管理の状況より，リハの目標を機能改善か機能維持かを決める必要がある．

　栄養障害が軽度から中等度の場合には，栄養改善と同時に機能改善を目標として，適切なリハ栄養管理を行う[1]．この場合は，運動の目的に合った栄養の選択が重要である．筋力を高める栄養としてレジスタンストレーニングの効果を高めるためなら，蛋白質やアミノ酸と糖質の摂取が重要となる．これらの成分が含まれた栄養剤を適切に選択する必要がある．また，運動後なるべく早く食事を行うことで，筋肉の蛋白質の合成が持続し増加するため，食事前の訓練が勧められる．持久力を高めるには，糖質の十分な摂取と貧血の予防・治療が必要である[2]．

　重度の栄養障害もしくは不適切な栄養管理の場合は，リハより栄養改善を優先し，レジスタンストレーニングや持久力増強訓練，体力を消耗する訓練は禁忌である．機能維持の訓練として，関節可動域訓練やポジショニング，ストレッチ，座位訓練，ADL訓練，物理療法など，1.5～2メッツ以下で20分程度の運動を基本に，ベッドサイドで実施する[1,3]．この時に栄養改善の目的から，糖質中心の栄養剤を運動後の空腹時を狙って摂取するのも，機会を増やして少しでも栄養をとる意味では効果があると思われる．

　なお，栄養指標の目安としては，アルブミン3.0 g/dL以上，BMI 18.5以上であれば，栄養改善と筋力や持久力の向上を目的に，積極的なリハを行うことで機能が改善しやすいという仮説がある[1]．この時，アルブミン3.6 g/dL以上，BMI 22前後であれば栄養状態は良好なので，基本的には積極的なリハのみで十分と思われる．それ以外では，機能改善を目指す場合はレジスタンストレーニングや持久力増強訓練の選択に応じて栄養剤を使用し，機能維持の場合も栄養改善目的での栄養剤を検討できると思われる．適切な栄養剤と投与法を選択すれば，訓練時の栄養剤投与の適応となる患者が多い．

文献
1) 若林秀隆．栄養不良時のリハビリテーション．In: 若林秀隆，編．PT・OT・STのためのリハビリテーション栄養—栄養ケアがリハを変える．1版．東京：医歯薬出版；2010．p.19-22．
2) 若林秀隆．運動栄養学とリハビリテーション．In: 若林秀隆，編．PT・OT・STのためのリハビリテーション栄養—栄養ケアがリハを変える．1版．東京：医歯薬出版；2010．p.14-8．
3) 若林秀隆．栄養不良とリハビリテーション．In: 若林秀隆，編．リハビリテーション栄養ハンドブック．1版．東京：医歯薬出版；2010．p.12-4．

Q68 がんの人があまり食事が摂取できないのはなぜですか．どうしたらよいですか．

> **A68** 荒金英樹
> がん患者の食欲低下には，がん由来による一次性の原因と，薬剤や味覚障害，抑うつ症状などによる二次性の原因がある．二次性の原因に対して，適切な対策と個々の患者に応じた栄養カウンセリングを家族とともに行うことが重要である．

　悪液質の患者の食欲低下は，大きく2つの要因に分類できる．1つはがんから，またはその反応により産生される各種サイトカイン（TNF-α，IL-1，IL-6，IFN-γなど），神経ペプチドが関与した食欲低下である．こうした食欲低下に対して，最近ではグレリン，酢酸メゲステロール，サリドマイド，カナビノイド（大麻）などによる薬物による食欲改善効果の報告もされるようになってきたが，不応性悪液質の病期の患者での効果は不明で，その多くはわが国では承認されていない．

　もう1つの食欲低下の要因は口腔の問題，味覚障害，薬剤の副作用や抑うつ症状などによるがん以外の二次的要因である．表1に示すような項目を1つ1つていねいにアセスメントし，抽出された問題点に対して適切な対応を行う．なかでも口腔の問題，抑うつ症状の問題はがん患者では全経過を通じて注意をしながら，栄養カウンセリングを行っていく．こうした栄養カウンセリングの効果は栄養摂取量，栄養状態の維持，改善の面に加え，QOL，最近ではがん治療効果の面でも持続的な効果があるとされ，アメリカ栄養士会では独自のガイドラインを作成し，がんの病態，治療による副作用などに応じて様々な提案が出されている．しかし，食習慣や食文化の影響が強く，同ガイドラインを日本でそのまま導入することはできない．また，最近ではインターネットや市販の書籍などによる多量の情報の中で悩み，時に誤解している家族も少なくない．これらの背景を考慮し，画一的な食材などの制限や禁止ではなく，各患者，家族の食文化や食習慣に沿った食べ方の工夫や食事の提案など，きめ細やかな対応が必要である．そして，不応性悪液質へ進行をきたした患者では経口摂取は著明に低下し，そのことは本人以上に家族にとって心理的にいっそう大きな負担となる．この時期では無理に経口摂取を強いるのではなく，患者に喜びを感じてもらえるものを，タイミングをみて提供するよう提案し，その喜びを家族とも共有できるように配慮することが求められる．

表1　食欲不振をきたす二次的要因（荒金英樹．悪液質．In：若林秀隆，藤本篤士，編．サルコペニアの摂食・嚥下障害．東京：医歯薬出版；2012）

食事内容	自宅，施設で提供している食事の確認
食事姿勢	坐位の保持，両手の使用は可能かなど
口腔内の状況	歯牙，義歯，歯肉などの確認
消化管の状態	嘔気，嘔吐，下痢症状など 嚥下障害の有無
味覚・嗅覚の異常	
疼痛コントロールの状況	疼痛の有無，食事との関連など
ビタミン，微量元素，電解質異常	ビタミンB_1，亜鉛欠乏などの可能性
抑うつ症状	睡眠状況の確認，昼夜逆転など
服用薬剤	

文献

1) European Palliative Care Research Collaborative（EPCRC）. http://www.epcrc.org/publication_listfiles.php?id=mWdBCMI5eXVlcNFk7Gnq
2) Isenring EA, Capra S, Bauer JD. Nutrition intervention is beneficial in oncology outpatients receiving radiotherapy to the gastrointestinal or head and neck area. Br J Cancer. 2004; 91: 447-52.
3) Strasser F. Eating-related disorders in patients with advanced cancer. Support Care Cancer. 2003; 11: 11-20.
4) Strasser F, Binswanger J, Cerny T, et al. Fighting a losing battle: eating-related distress of men with advanced cancer and their female partners. A mixed-methods study. Palliat Med. 2007; 21: 129-37.
5) 荒金英樹. がん患者の食欲不振への対応. エキスパートナース. 2006; 22: 16-8.

Q69 がんの人には積極的に運動を行った方がよいですか.

A69 高橋浩平

悪液質のステージを含めた栄養状態の評価を行ったうえで,運動量の負荷を考慮する.積極的な運動を行うべき場合と控えるべき場合とがある.

　がん患者では悪液質や活動性の低下,食欲不振などにより二次性サルコペニアを呈することが多い.うつ,倦怠感,嘔気・嘔吐などを伴うこともあり,ADL,QOL が低下しやすい.そのため早期からリハの介入が必要である.ヨーロッパ緩和ケア共同研究(European Palliative Care Research Collaborative:EPCRC)のがん悪液質ガイドラインでは,がん患者に対する身体運動は機能維持のために有益である[1]とされている.がん患者に対する運動介入についての系統的レビューでも,身体運動は健康関連 QOL やがんに関連した倦怠感の改善に有効な可能性が示された[2,3].有効な運動の種類・強度・頻度・期間などについては明確な結論はなく,運動の内容は個別に判断する[1]とされているが,レジスタンストレーニングや有酸素運動は,抗炎症作用や筋蛋白合成を促進する効果が期待され,悪液質を改善できる可能性がある[4].ただし,低栄養や精神心理的問題を伴うことも多いため,運動療法だけでなく栄養療法,薬物療法,心理療法などを含めた集学的な治療が重要である.

　がん患者に対し,安全にリハを進めるためには,がんの進行度,障害されている臓器とその重症度,低栄養の有無(飢餓,侵襲,悪液質),がん治療過程について十分に把握し,リスク管理に努めることが重要である[5].特に運動療法の内容を考える際は,悪液質の有無・ステージを含めた栄養評価が大切となる.食欲不振のため飢餓(エネルギー摂取量が消費量より低下している状態)を合併していれば,筋蛋白合成を期待できないので,廃用予防・機能維持を目標とし 2 メッツ程度の運動をする.周術期や他の急性疾患の合併などによる侵襲時は,異化期では機能維持,同化期では機能改善を目指したリハ栄養管理を行う.EPCRC のガイドラインにおける前悪液質や悪液質の段階で,体重が横ばいか微減の時期は,抗炎症作用を期待して,栄養管理を併用しながら低〜中負荷の運動を行っていく.運動による抗炎症作用によって,食欲が改善し食事摂取量が増加することもある.不応性悪液質では運動機能の改善は見込めないことが多いため,機能維持のリハを考える.杖や装具,福祉機器を利用しながら,残存機能を活かして可能な限り ADL の維持・向上を図る.がんのターミナルの時期では,ポジショニングやリラクゼーション,マッサージ,呼吸介助など苦痛軽減を目標としたリハを行う.治療に伴うさまざまな副作用や病状変化でリハを中断することもしばしばみられるので,リハの目的を柔軟に変更しながら,臨機応変に対応する[6].

文献
1) European Palliative Care Research Collaborative: Clinical practice guidelines on cancer cachexia in advanced cancer patients. http://www.epcrc.org/guidelines.php?p=cachexia
2) Mishra SI, Scherer RW, Geigle PM, et al. Exercise interventions on health-related quality of life for cancer survivos. Cochrane Datebase Syst Rev. 2012; 8: CD007566.
3) Cramp F, Byron-Daniel J. Exercise for the management of cancer-related fatigue in adults. Cochrane Datebase Syst Rev. 2012; 11: CD006145.
4) Gould DW, Lahart I, Carmichael AR, et al. Cancer cachexia prevention via physical exercise: molecular mechanisms. J Cachexia Sarcopenia Muscle. 2013; 4: 111-24.
5) 宮田知恵子, 辻 哲也. がん患者の抱える問題点とリハビリテーション医学の取り組み. 理学療法. 2010; 27: 1161-8.
6) 辻 哲也. がんのリハビリテーション〜概要と最近の動向〜. がん看護. 2012; 17: 709-12.

Q70 がんの refractory cachexia（不応性悪液質）のリハ栄養管理はどうしたらよいですか．

> **A70** 荒金英樹
> Refractory cachexia（不応性悪液質）はがん悪液質の終末期の病態と定義され，栄養やリハの目標を全身状態の維持・改善から症状・QOLの維持・改善へ変更する必要がある．

　Refractory cachexia（不応性悪液質）は「治療抵抗性で高度に進行または急速に増大するがんにより，体重減少の回復が不可能と思われる病態」と定義され，わが国での臨床現場で使用されている悪液質に最も近い病態である．その診断基準（表1）には多くの議論があるが，日常診療の中でこうした病態を念頭におき，栄養療法などの反応をみながら診断していくには有用な考え方である．臨床現場では，現在行われている栄養療法・リハが患者の病態やQOLの維持・改善に寄与しているかを常にふりかえりながら検討し，中でも人工栄養実施中の患者では耐糖能異常などによる倦怠感の誘発，全身の浮腫や腹水や胸水の増加などの溢水傾向が出現しないかを常に観察し，その傾向がみられた際には人工栄養の減量を考慮する．こうした時期では過度に食事を勧めるのは本人，家族を含めた心理的負担となることがある．食事の摂取量ではなく，食事を楽しんでもらえるような配慮を家族とともに考えていく．また，口腔環境への配慮は周術期や化学療法，放射線治療などの期間だけではなく，終末期までの全経過において栄養状態の維持・改善，多くの症状コントロールに有用である．

　リハも前悪液質・悪液質の時期では筋力の維持・改善がその主目的だったが，この時期の患者では苦痛を除去するなどの QOL を重視したリハへと移行することが求められる．

表1　不応性悪液質の診断基準
（EPCRC. http://www.epcrc.org/publication_listfiles.php?id=mWdBCMI5eXVlcNFk7Gnq[1]）より改変）

- 悪液質の診断基準を満たす
- 予後予測が3カ月未満
- Performance status が3ないし4
- がん治療に抵抗性
- 異化亢進が急速に進む
- 人工栄養（経管，経腸栄養）が好ましくない状態

文献
1) European Palliative Care Research Collaborative (EPCRC). http://www.epcrc.org/publication_listfiles.php?id=mWdBCMI5eXVlcNFk7Gnq
2) Fearon K, Strasser F, Anker SD, et al. Definition and classification of cancer cachexia: an international consensus. Lancet Oncol. 2011; 12: 489-95.
3) Strasser F. Eating-related disorders in patients with advanced cancer. Support Care Cancer. 2003; 11: 11-20.
4) 大野　綾, 辻　哲也. 悪性腫瘍のリハビリテーション栄養. Medical Rehabilitation. 2012; 107-16.
5) 終末期がん患者の輸液療法に関するガイドライン. 2013年度版. 東京: 金原出版; 2013.

Q71 重度心身障害者の偏食・拒食にどう対処したらよいですか．

> **A71**　　　山川　治
> 偏食の対処は食物の好き嫌いを忘れさせるような食事の雰囲気づくりが肝要．拒食は心理的拒否によるものが多く，嫌がらない範囲で経口摂取を続けることや口腔内の味覚や触覚などの感覚機能を育てることで改善されていく場合もある．

　偏食とは食べ物の好き嫌いが極端で食べられる食品が限定される場合をいう．特に自閉症の子供はいろいろな感覚が鋭敏であるために，食べることにも影響が出ている可能性がある．味覚，温度覚，触覚，嗅覚などが鋭すぎるとか，視覚的に受け入れられないなど，あらゆる可能性がある．偏食は乳幼児期に経験する食べ物の種類が少なすぎたり，いろいろな食べ物を経験する機会が少なく，食べ物にうまく適応できなかったことが原因である[1]．
　自閉症児62名（3〜15歳），普通児72名（4〜14歳）の偏食の調査では，新しい食べ物を拒むのは自閉症児50％，普通児14％であった．いつも決まった食べ物を食べるのは自閉症児38％，普通児12％，食べ物の好き嫌いが多いのは自閉症児40％，普通児14％であった[2]．偏食の治療は行動療法的なステップの指導が原則となる．
　①食べることができるものを8割以上用意し，そこに食べられないものを2割程度混ぜる．
　②食品を刻んだり，味を工夫するなど料理の調理法により嫌いな食品が目立たないようにする．
　③このような工夫をしながら粘り強い指導を行えば，大多数の偏食は克服が可能である．
　食物の好き嫌いを忘れさせるような食事の雰囲気づくりも肝要となる[1]．
　一方，食べ物を嫌がって拒否する拒食は，拒食症（神経性無食欲症）とは異なる[3]．過去に無理やり食べさせたことが原因の場合は，嫌がらない範囲で経口摂取を続けることで比較的短期間で改善されていく場合もある[3]．拒食に至った経緯を可能な限り詳細に聞き出すことが重要である．
　拒否の対処法としては，次のものがあげられる．
・味覚刺激訓練⇒口から食べる喜びを育てる．
　　　①口腔内の味覚や触覚などの感覚機能を育てる．
　　　②色々な味覚刺激を通じて「好きな味」をみつける．
・ガムラビング（歯肉マッサージ），顔面，口腔のマッサージ．注意！過敏が認められないこと．
・口腔ケア⇒歯ブラシやスポンジブラシになどによる．緑茶を用いて漱がせるのもよい．
・口腔スプレーによる感覚刺激（触覚や味覚など）．
・全身を使った遊びや運動．
・食事介助法（ひと口量，ペーシング，交互摂取，異なる場所での食事介助など）．
・母子相互作用と愛着形成の再構築．
・過敏の脱感作や心理的拒否の修正．

文献
1) 田村文誉．うちの子，偏食ですか？ In：田村文誉．上手に食べるために②．1版．東京：医歯薬出版；2009．p.68．
2) 星野仁彦，小松文子，熊代　永．幼児自閉症における偏食と食行動異常に関する調査．小児の精神と神経．1992; 32: 59-67．
3) 尾本和彦．拒食の要因の調べ方と対処法．北住映二，尾本和彦，藤島一郎，編．子どもの摂食・嚥下障害．1版．東京：永井書店；2007．p.38-40．

Q72 重度心身障害者の麻痺の違いによるリハ栄養管理の注意点はありますか．

> **A72** 山川 治
>
> 脳性麻痺などでは，年齢，体重などが同程度でも筋緊張，不随意運動，努力性呼吸，咳込などの症状の軽重や頻度によってエネルギー消費量は大きく異なる．日常生活内容に疾患や病態など個々の特徴を考慮して評価することが必要となる．

脳性麻痺などでは，年齢，体重などが同程度でも筋緊張，不随意運動，努力性呼吸，咳込などの症状の軽重や頻度によってエネルギー消費量は大きく異なる．麻痺のタイプ別でみると，同程度のBMI，すなわち体格が同程度でもアテトーゼ型は非アテトーゼ型に比べて体脂肪率や皮下脂肪厚は低値を示す傾向がある．経管栄養で摂食・嚥下リハを行いながら経口摂取量を増加していく場合には，間接訓練によるエネルギー消費量，直接訓練による経口摂取量などを考慮した経管からの栄養量や水分量の考慮が必要である[1-4]．

脳性麻痺児では，四肢体幹の運動障害・姿勢の異常だけでなく歯列の狭窄などの形態異常や口腔領域に機能障害が生じることが多い．摂食に関しては姿勢保持が難しく，誤嚥や顎運動機能障害を誘発しやすい．経口摂取準備期に十分な感覚刺激が加わらないため，顔面・口腔内に過敏が残りやすく，過開口・舌突出・咬反射など口唇機能不全が多くみられ，捕食が不良となりやすい．また原始反射が残存しやすく，吸綴様運動が誘発され，咀嚼運動へ移行しにくい[5,6]．

麻痺の違いによって姿勢コントロールも異なる．

① **全身的に屈曲パターンを呈するタイプ**：顔や頸部の筋肉が過緊張となり，顎関節の運動性が阻害され，スムーズな開口が困難．頭部を挙上しようとすると頸部が過伸展しやすい．

② **全身的に伸展パターンを呈するタイプ**：頸部の過伸展とともに過開口となり，閉口困難．上口唇が上方に引かれ，口唇閉鎖ができず，舌突出がみられる．頸部前面が過剰に伸ばされるため，喉頭が後方に押しつけられ，喉頭挙上が阻害される．下顎や舌が後退し，口唇が引かれて口唇閉鎖ができない．

③ **全身的に低緊張を呈するタイプ**：低緊張のため，抗重力方向への運動性と支持性が低い．また頸部や体幹の安定性が不十分なため，抗重力方向への運動となる口を閉じる動きや咀嚼運動，舌尖挙上などの発達が難しい．

文献

1) 口分田政夫．体重管理．臨床栄養．2010；117：260-8．
2) 口分田政夫．重症心身障害児の栄養管理．静脈経腸栄養．2012；27：21-8．
3) 諏訪佳世．脳性麻痺．In．若林秀隆．編著．リハビリテーション栄養．1版．東京：医歯薬出版；2010．p.187-90．
4) 大和田浩子．知的障害者のエネルギー消費量．In．大和田浩子，他編．知的障害者の栄養管理ガイド．2版．東京：建帛社；2006．p.94-5．
5) 向井美惠．小児の嚥下障害とリハビリテーション．静脈栄養．2012；27：29-34．
6) 田角 勝．小児の摂食・嚥下障害における栄養の考え方．栄養評価とその対応．In．田角 勝，他編．小児の摂食・嚥下リハビリテーション．1版．東京：医歯薬出版；2006．p.182-5．

Q73 認知症の方が食事を食べてくれません．どうしたらよいですか．

A73 吉田貞夫

認知症患者が食事を摂れない原因には，認知機能の低下のほかに，失行，不穏，徘徊，味覚障害など，さまざまなものがある．食事を摂れない原因を把握し，適切な対策を行うことによって，食事摂取量を改善させられる可能性もある．

認知症を合併した症例では，食事摂取量が少なく，思うようにリハを進められずに難渋することも少なくない．認知症高齢者に安易に胃ろうを造設すべきでないという風潮の昨今では，口から食べてもらう以外，栄養状態を改善する方法がなく，治療に行き詰まってしまうこともある．

認知症患者が食事を摂れない原因には，さまざまなものがある．Kindellは，認知症による摂食障害を，認知障害によるものと周辺症状によるものの2つに分類した[1]．

認知障害としては，食器や食物を認識できない，食事の席に着いても，これから自分が何をするのかがわからないなどが原因であることもある．食物と食器の色のコントラストを付けるといった工夫や，介助者の声かけ，食事時間を知らせる合図や音楽などが有効な場合がある．スプーンを口に近づけても，口を開けられない患者も多い．これは，失行が原因で，本人は食べようとしていても，口を開くという行動ができず，口を噛みしめてしまうので，あたかも食事を拒否しているように誤解される可能性がある．食物を口唇に付けてみる，スプーンを軽く口唇にあててみる，あるいは，軽く口角を挙上してみるといった軽い刺激を行うことで，食事摂取が可能となる場合がある[2,3]．

認知症の周辺症状で問題になるのは，おもに不穏・興奮と徘徊である．食事中に座っていられない，食事に集中できないなどの場合，壁などに面した静かな席を準備したり，静かな音楽をかけるなど，食事環境の調整をする．また，抑肝散などの漢方が有効な場合もある．徘徊を続けるケースでは，おにぎりやサンドイッチなど，歩きながら食べられる食事を提供する．

認知症高齢者では，味覚障害を伴っていることも少なくない．甘みの強い補助食品の使用や，食事の形態を変えることで，摂取量を改善できる可能性がある[2,3]．

認知症高齢者の86％が，食事に関するトラブルを抱えるという研究がある[4]．この研究で，食事のトラブルを抱える群は，死亡率が高いという結果も得られている．認知症高齢者は，体重減少を伴っていることが多く，低栄養の認知症高齢者は，認知機能の低下が著しく，介護の必要性も増加するといわれている．わが国でも，今後数十年間における認知症高齢者の増加は大きな問題となっている．組織的な介入と，ノウハウの蓄積が求められている．

文献
1) Kindell J（金子芳洋，訳）．認知症と食べる障害—食の評価・食の実践．東京：医歯薬出版；2005．
2) 吉田貞夫．認知症患者の栄養障害とそのアセスメント．In：臨床栄養別冊・ワンステップアップ栄養アセスメント応用編．東京：医歯薬出版；2010．p.83-91．
3) 吉田貞夫．経口摂取移行期のトラブルシューティングと合併症対策．In：吉田貞夫，編著．見てわかる静脈栄養・PEGから経口摂取へ．東京：学研メディカル秀潤社；2011．p.113-22．
4) Mitchell SL, Teno JM, Kiely DK, et al. The clinical course of advanced dementia. N Engl J Med. 2009; 361: 1529-38.

Q74 誤嚥性肺炎を発症した場合のリハ栄養管理はどうしたらよいですか.

> **A74** .... 吉村由梨, 吉田貞夫
> 誤嚥性肺炎発症時も, 不要な禁食・安静を避け, サルコペニア進行を予防することが大切である. 異化期には廃用予防と機能維持を目的に, 同化期には適切な栄養管理のもと機能改善を目標としたリハを行う. 病状の改善・再発予防のために口腔ケアは必須である.

誤嚥性肺炎とは, 一般的に口腔内の細菌を飲食物や唾液, 胃液とともに気道内に吸引することで発症する肺炎のことである. 食事摂取中に聴診により水泡音が聴取される場合, 高齢者や嚥下障害の症例で膿性痰が増加してきた場合, 経過中, 他の要因がないのに動脈血酸素飽和度が低下した場合は, 誤嚥性肺炎の可能性が高い[1].

唾液や胃食道逆流内容物を少量誤嚥しても, ムセがみられないことがある. これが不顕性誤嚥である. 不顕性誤嚥と, 大量に胃液を含む内容物を誤嚥して発症するMendelson症候群では, 症状や対応も大きく異なるので, 注意が必要である（表1）[2]（Mendelson症候群に関してはQ83も参照）.

誤嚥が疑われる場合, 主治医によって禁食の指示が出される場合が多い. しかし, 誤嚥したからといって必ず肺炎を発症するわけではなく, 経口摂取中の発熱のすべてが誤嚥性肺炎によるとは限らない. また, 比較的軽症の誤嚥性肺炎では, 経口摂取を行いながら治療することも可能である. 不要な禁食・安静を行わないよう注意したい. また, 発熱の原因には, 尿路感染症, 蜂窩織炎, 褥瘡感染によるものもあるので, 症状の観察や, 必要に応じて尿検査などを行い, 鑑別することが必要である[1].

肺炎を発症する要因には, 嚥下機能のほか, 患者の栄養状態や免疫能, 口腔内環境があげられる. そのため, 日ごろから誤嚥性肺炎を予防することを念頭において, 栄養状態や口腔内環境を良好に保つためのケアを行うことが必要である[3,4].

X線やCTで肺炎像を認める, もしくは, 臨床的に誤嚥性肺炎と診断された場合, 絶食・安静による治療を行わざるを得ない症例も少なくない. 経口摂取の中止は, 呼吸数や動脈血酸素飽和度が通常からどのくらい低下したかを参考に評価する. また, 経口摂取再開は, 患者による食欲の訴え, 3日間37.5℃以上の発熱がない, 20分以上ベッドアップが可能, 意識レベルがJCSで1

表1● 嚥下性肺炎（通常型）とMendelson症候群の違い
（吉田貞夫. ヒューマンニュートリション. 2010; 9-10月号: 10-7[2]）

	嚥下性肺炎（通常型）	Mendelson症候群
発症機序	細菌感染	胃内容による化学性肺炎
発症のタイミング	誤嚥後数時間〜数日	急激（数時間以内）
誤嚥の状況	顕性誤嚥・不顕性誤嚥 分泌物の微量誤嚥の場合も	胃内容の大量誤嚥
治療	抗菌薬	呼吸状態の維持 必要に応じて抗菌薬 場合によってはステロイド投与
予後	さまざま	死亡率が高い（20〜30%）

桁，酸素投与なしで動脈血酸素飽和度が92％以上，口腔内汚染がない，といった基準を用いている施設もある．

　不要な絶食・安静の長期化は摂食・嚥下障害の進行や嚥下筋や四肢体幹筋のサルコペニアを招く恐れがあるため，日々患者の状態を評価して，可能な限り早期経口摂取・早期離床を開始する[5]．

　リハ栄養ケアでは，異化期は廃用予防や機能維持のための訓練を20分程行う．口腔ケアやアイスマッサージ，他動訓練，自動訓練，構音訓練のような間接的訓練を取り入れる[5,6]．また，座位訓練，咳嗽訓練，頸部を中心とした関節可動域訓練，誤嚥の再発予防として，ハフィングやカフィングなどの呼吸リハを行う．

　CRP 3.0 mg/dL以下を目安とした同化期には，適切な栄養管理のもとで機能改善のための訓練を最低20分，通常1日2，3時間程度行う．内容は，口唇・舌・頬のマッサージや，レジスタントトレーニングとして舌前方保持嚥下訓練，嚥下おでこ運動や頭部挙上訓練などである[5]．また，口すぼめ呼吸や息こらえ嚥下などの呼吸リハや，四肢体幹筋のレジスタントトレーニングも取り入れたい．

　OTは主に食事中の姿勢や，食べやすい食器の選定など，摂食行為の安全性について関与する．歯科部門では義歯の調整や舌接触補助床や軟口蓋挙上装置の作成を検討する[4]．薬剤師は，処方内容から口腔内乾燥や唾液分泌障害など嚥下機能低下に関わる副作用の有無をチェックする．

　管理栄養士は，STの情報をもとに患者の経口摂取可能な量や形態を考慮し，患者の嗜好も踏まえながら，それに見合った食事内容や栄養補助食品の選定を行う．リハ内容によって活動量が増える同化期では，PT・OTの情報をもとに提供栄養量の不足はないか確認する．この時，輸液管理を併用している場合には薬剤師と連携をとり，経口，経腸，静脈，すべての投与ルートを合わせた栄養投与内容について確認する．いずれの場合も，患者の状態に合わせたプランニング（Q75参照）が必要であり，過不足があった場合には主治医へフィードバックする．

文献

1) 吉田貞夫．静脈栄養・PEGから経口摂取へ．1版．東京：学研メディカル秀潤社；2011. p.118.
2) 吉田貞夫．胃瘻などから経腸栄養を行なう 高齢者の嚥下性肺炎 その分類と対処法の違い．ヒューマンニュートリション，2010；9-10月号：10-7.
3) 舘村卓．急性期の口腔ケア．In：誤嚥性肺炎―抗菌薬だけに頼らない肺炎治療．1版．東京：医歯薬出版；2011. p.39.
4) 大野綾．リスク管理．In：聖隷嚥下チーム，編．嚥下障害ポケットマニュアル．3版．東京：医歯薬出版；2011. p.87.
5) 若林秀隆．誤嚥性肺炎．In：若林秀隆，藤本篤士，編．サルコペニアの摂食・嚥下障害．1版．東京：医歯薬出版；2012. p.126-30.
6) 園田朋子．誤嚥性肺炎．In：若林秀隆，編．リハビリテーション栄養ハンドブック．1版．東京：医歯薬出版；2010. p.206.

Q75 誤嚥性肺炎患者の急性期の栄養管理（栄養ルート，エネルギー量）はどうしたらよいですか．

A75
吉村由梨，吉田貞夫

誤嚥性肺炎を発症しても，比較的軽症で，安全に経口摂取が可能な場合は，できる限り経口摂取を継続する．経口摂取が困難な場合は，経腸栄養を検討する．頻回の嘔吐などにより経腸栄養が行えない時には，静脈栄養を行う．摂取エネルギーは，侵襲・代謝ストレスが軽度であれば，必要十分量（体重あたり 25〜35 kcal/日），重症例で，侵襲による異化期と考えられる場合は，内因性エネルギーを考慮し，体重あたり 6〜15 kcal/kg/日から投与を開始する．発熱時には不感蒸泄の補正に留意する．

経口摂取を継続することは，摂食・嚥下機能の維持にとって必要である．誤嚥性肺炎を発症した際，軽症で，経口摂取の可能性があるにもかかわらず，絶食とされてしまうことは，摂食・嚥下機能を低下させる原因となる．比較的軽症例で，安全に経口摂取が可能な場合は，むやみに経口摂取を中断しないよう注意する[1]．

経口摂取が困難な場合は，経腸栄養を検討する．経腸栄養は，静脈栄養よりも生理的で，安全な栄養投与法で，治療上の利点[2]も多い（表1）．胃食道逆流などで頻回に誤嚥性肺炎を発症する症例では，栄養剤の半固形化や，経腸栄養ポンプの使用が，肺炎の頻度の低下や経腸栄養のコンプライアンス維持に有効な場合がある（Q83参照）．

頻回の嘔吐や，Mendelson症候群（Q74参照）で呼吸状態が安定しないなどにより経腸栄養が行えない時には，静脈栄養を行う．短期間であれば，末梢静脈栄養（PPN）が行われる[2]．この際，糖・電解質液のみでは，250 kcal/日程度のエネルギー量しか摂取できないため，アミノ酸製剤や脂肪乳剤などを使用し，摂取エネルギー量の維持に配慮する必要がある（表2）．静脈栄養を2週間以上継続する場合は，中心静脈栄養（TPN）への移行を検討する．TPNでは，たとえば1000〜2200 kcal/日のエネルギー量，40〜60 g/日のアミノ酸を投与できる（表2）．

重症例の侵襲による異化期では，生体内で内因性エネルギーが供給される．よって，通常の計算式から（Harris-Benedictの式や30 kcal/kg/日として）算出される必要エネルギー量を，すべて外因性エネルギーとして投与すると，生体内ではエネルギー量が過剰となってしまう．そのため，投与エネルギーは急性期極期では6〜15kcal/kg/日から投与し，慢性期への移行に伴い6〜

表1 ● 早期経腸栄養の目的・利点

1. 腸管免疫・全身免疫維持
2. Bacterial translocation 予防
3. 腸内細菌叢調整
4. 横隔膜機能維持
5. 血糖値管理に優れる
6. 感染頻度低下
7. 効率よい栄養内容投与

表2 ● 輸液処方例

製品名	内容	エネルギー (kcal)	アミノ酸 (g)
1. 末梢静脈輸液（糖・電解質液）の例 ソルデム® 3A　　1500 mL		258	0
2. 末梢静脈栄養の例 ビーフリード®　　1500 mL イントラリポス® 20%　250 mL		1130	45
3. 中心静脈栄養の例 エルネオパ® 2号　　2200 mL イントラリポス® 20%　250 mL		2140	60

表3 ● 栄養療法開始後のモニタリング項目（文献4を参考に作成）

1. 呼吸状態（呼吸数，酸素飽和度 SpO_2，酸素投与量，血液ガスデータなど）
2. 侵襲程度（熱型，CRP，WBC など）
3. 栄養状態（TTR，T-Cho，TLC，Alb など）
4. 栄養療法の副作用（血糖値，BUN，TG，肝機能，腎機能，Na，K など）
5. 水分バランス（体重，浮腫の有無，皮膚の状態，投与水分量，尿量，その他の水分排泄量，X線による心胸郭比など）

25 kcal/kg/日とする[3]．

　蛋白質量は，ストレスが軽度の場合に 1.0〜1.2 g/kg，中等度では 1.2〜1.5 g/kg，高度では 1.5〜2.0 g/kg を必要とするが[4]，腎機能障害の場合は 0.8 g/kg 以下に設定することがある．

　発熱時は不感蒸泄が増加するため，それを補うために，37℃を超す場合，体温1℃の上昇につき 200 mL の追加水が必要である．いずれも，モニタリング（表3）を行い漸減・漸増する．

文献

1) 若林秀隆．誤嚥性肺炎．In：若林秀隆，編．サルコペニアの摂食・嚥下障害．1版．東京：医歯薬出版；2012．p.128．
2) 日本静脈経腸栄養学会．コメディカルのための静脈経腸栄養ハンドブック．4版．東京：南江堂；2009．p.153．
3) 寺島秀夫，只野惣介，大河内信弘．周術期を含め侵襲下におけるエネルギー投与に関する理論的考え方〜既存のエネルギー投与量算定法からの脱却〜．静脈経腸栄養．2009；24：1027-43．
4) 海塚安郎．急性呼吸不全患者に対する栄養管理時の水・電解質の基本的考え方．In：井上善文，編．栄養療法に必要な水・電解質代謝の知識．1版．東京：医歯薬出版；2011．p.122．

Q76 小脳出血で嘔気・嘔吐があり，食事が進まない患者のリハ・栄養ケアはどうしたらよいですか．

> **A76**　　　　　　　　　　　　　　　　　　　　　　　　　　　　　　　　　　　　若林秀隆
> 最初に抗ヒスタミン薬で嘔気・嘔吐を治療する．投与後3日以内で嘔気・嘔吐が抑制されることが多い．嘔気・嘔吐を抑制できない場合には，維持的なリハ栄養管理を行う．

　小脳出血や小脳梗塞では，めまいや嘔気・嘔吐を認めることがある．重症の場合には1日中持続することがあり，食事や機能訓練どころではない．数カ月から1年以上，嘔気・嘔吐が持続することもあり，機能や栄養状態だけでなくQOLを低下させる．

　従来，嘔気・嘔吐に対する治療として，メトクロプラミド（プリンペラン®），モサプリド（ガスモチン®），ベタヒスチン（メリスロン®）などが使用されてきた．しかし，小脳出血による嘔気・嘔吐では無効のことが多く，嘔気・嘔吐の自然回復を待つしかなかった．

　最近，抗ヒスタミン薬であるプロメタジン（ヒベルナ®，ピレチア®）が小脳血管障害後の嘔気・嘔吐症状に有効と報告された[1]．小脳血管障害によるリハ目的でリハ科に入院した患者35人中，11人に嘔気・嘔吐を認めた．このうち10人にプロメタジンを投与したところ，投与1〜3日目から嘔気・嘔吐が抑制されたのが8人，効果発現日数が特定できない例が2人と，10人全員で嘔気・嘔吐の抑制効果があった．

　ただし，プロメタジンは第一世代の抗ヒスタミン薬で，強い眠気や倦怠感といった副作用を認めることがある．軽症の嘔気・嘔吐にはプロメタジン5〜10 mg 1日1回夕投与で有効であった[1]．嘔気・嘔吐などに適応を有する抗ヒスタミン薬は，プロメタジンとジフェンヒドラミン配合剤の2剤しかない．保険適応はないが，第二世代の抗ヒスタミン薬であるロラタジン（クラリチン®）や塩酸フェキソフェナジン（アレグラ®）でも，小脳出血後の嘔気・嘔吐に有効だった症例がある．プロメタジンで副作用が顕著な場合には，第二世代の抗ヒスタミン薬の投与を検討してもよいと考える．

　抗ヒスタミン薬による薬物療法で嘔気・嘔吐を抑制できない場合には，維持的なリハ栄養管理を行う．栄養管理は，チューブの先端を空腸に留置する経管栄養もしくは静脈栄養を選択する．経管栄養で嘔気・嘔吐が悪化する場合には，静脈栄養とする．嘔気・嘔吐は長期間持続することが多いため，当初は末梢静脈栄養とするが中心静脈栄養への移行を検討する．いずれの場合も，嘔吐による水電解質喪失を考慮した栄養管理が必要である．リハは嘔気・嘔吐やめまいなどの体調にあわせて，ベッドサイドで維持的な機能訓練を行うのが現実的である．

文献
1) 中里直美, 櫻田和男, 鯉田俊哉, 他. 小脳血管障害後の嘔気・嘔吐症状に及ぼす抗ヒスタミン薬プロメタジンの治療効果. 新薬と臨牀. 2010; 59: 2129-38.

Q77 脳卒中後にうつを合併しやすいのですか．どう対応したらよいですか．

> **A77** 藤原　大
>
> 脳卒中後に発症するうつ状態は post stroke depression（PSD）といわれ，リハの阻害因子となり，長期予後の悪化にも繋がる．早期発見の上で，薬物療法も含めた多面的アプローチが重要である．

　脳卒中後に発症するうつ状態は，PSD として 1980 年代頃から注目される概念である[1]．うつ状態がリハの阻害因子となり，脳卒中の治療効果や長期予後に悪影響を与えることが明らかとなっている．その頻度は報告によって幅があるが，アメリカ精神医学会の検討では脳卒中患者の約 40％に及ぶことが報告されている[2]．

　脳卒中治療ガイドライン 2009 でも，「十分な評価と治療」（グレード B），「早期の抗うつ薬開始」（グレード B），「運動やレジャーの推奨」（グレード B）などが掲載されている[3]．

　責任病巣として，右半球脳梗塞に比べて左半球脳梗塞に多い，抑うつ気分は左前頭葉脳梗塞と関連する，意欲の障害は両側基底核脳梗塞と関連するなどの報告があるが[4]，一定の見解はない．

　臨床症状は，典型例では一般的なうつ病と比べて抑うつ気分の訴えが軽度で，意欲低下や自発性低下が目立ち，ほとんど何も訴えないことが多い．このような状態からアパシー（普通なら感情が動かされる刺激対象に対して関心がわかない状態）と判断されることもある．また逆に，身体症状（嘔気，食欲不振，眩暈，頭痛，倦怠感など）を過剰に頻回に訴える場合もある[5]．言語障害などのコミュニケーション障害や身体症状により，うつ状態がわかりにくくなる可能性があるため，PSD の存在を念頭においた聞き取りが重要である．

　PSD に対する治療は，適度な休息とともに，薬物療法や心理療法が必要である．薬物療法は，抗コリン作用による副作用が三環系抗うつ薬よりも少ない SSRI（選択的セロトニン再取込み阻害薬）や SNRI（セロトニン・ノルアドレナリン再取込み阻害薬）が用いられる．悪心，口渇，便秘，眠気やふらつきなどの副作用を伴うことがあるため，特に高齢者などでは低用量から開始するなどの配慮が必要となる．転倒の危険性も考慮し，投与開始・増量においては他職種との情報共有が重要である[6]．カウンセリングなどの心理療法の実施や他患者と接することが，効果を生むことがある．患者への接し方などについて，家族への指導も重要である．運動療法は，運動そのものがうつ状態回復効果が期待でき，気分転換としても必要である．身体機能の改善や ADL 向上が，達成感や自信をもたらすこともある．社会活動への参加も，改善へのきっかけとなる可能性がある．総合的で多面的なリハアプローチを心がけることが重要である．

文献
1) Robinson RG, Price TR. Post-stroke depression disorder: a follow-up of 103 patients. Stroke. 1982; 13: 635-41.
2) 木村真人．脳卒中後うつ病の予後．成人病と生活習慣病．2007；37：451-5.
3) うつ状態に対する対応．In：篠原幸人，他編．脳卒中ガイドライン 2009．東京：協和企画；2010．p.338-9.
4) 幸田るみ子，他．脳卒中後うつ病の診断．成人病と生活習慣病．2007；37：447-50.
5) 山下英尚，他．脳血管障害における抑うつ状態．臨床精神薬理．2012；15：1109-16.
6) 宮澤由美．脳卒中後の抑うつ．In：水尻強志，冨山陽介，編．脳卒中リハビリテーション．3版．東京：医歯薬出版；2013．p.254-6.

Q78 栄養モニタリングはどの指標を，どんな間隔で再評価したらよいですか．

A78　　　　　　　　　　　　　　　　　　　　　　　　　　　　　　　　　　佐藤千秋
指標となる項目の選択は疾患や経過状況，栄養状態に応じて効率よく使い分ける必要があり，項目や状況によって再評価の間隔が異なる．

　栄養モニタリングは，「栄養状態に問題がある」または「今後栄養障害に陥る可能性がある」と判断された場合に行う．患者の状態により障害期（異化期），転換期，同化期，維持期（脂肪蓄積期）に分類して検査項目と評価の間隔を考えるのがよい．

　障害期は，侵襲後2～4日の急性期で短期間の変化をリアルタイムに評価する必要があるため，動的栄養指標の窒素バランスとRTP（rapid turnover protein：半減期が短い蛋白）であるトランスサイレチン（TTR）やレチノール結合蛋白（RBP），CRPおよび電解質を数日間隔でチェックしたい．この時期はストレスホルモンの影響でインスリン抵抗性が高まり高血糖になりやすいので血糖の測定も重要である．また，エネルギー投与量を考えるうえで体重測定も必要である．転換期は侵襲後4～7日後で代謝動態が正常化する時期である．障害期と同様のRTP以外の項目を数日間隔で，RTPは週1回程度でTTRやトランスフェリン（TRF）を使用する．

　同化期（回復期）は侵襲後1～数週間で，通常は窒素平衡が正となり筋力回復へ移行する．この時期でも栄養障害がある場合は，身体計測（体重，上腕・下腿周囲長など），アルブミン（Alb），総コレステロール（T-cho），コリンエステラーゼ（ChE），ヘモグロビン（Hb）などの静的栄養指標の検査を2週間に1回程度行う．発熱など炎症所見を認めた際にはCRPや白血球数を適宜追加検査し，状態により障害期・転換期のモニタリングへ戻る．栄養状態改善・良好と判断された場合はモニタリング終了とし，おおむね2週間～1カ月に1回の身体計測やMNA®-SF[1]などで再スクリーニングを行う．

　維持期は筋肉回復から脂肪蓄積，体重増加へ向かう時期なので，身体計測やMNA®-SF[1]などでスクリーニングをおおむね2週間～1カ月に1回，特に問題がなければ月1回をめどに実施する[2,3]．体重減少や発熱が認められた場合はより詳細な評価を行い，モニタリングを開始する．

　以上をまとめたものを表1に示す．なお，腎機能・肝機能障害，糖尿病などの基礎疾患を伴う場合は，電解質，尿素窒素・クレアチニン，AST・ALT，血糖・HbA1cも重要なモニタリング項目となる．腎機能障害がある場合のRBPは排泄障害による高値となるため評価項目として不適切となり，TTRも注意が必要である．

表1　評価項目と測定頻度

	評価項目	測定頻度
障害期	窒素平衡，電解質，血糖，CRP，Alb TTRまたはRBP，体重	1回/1～2日 1回/数日
転換期	窒素平衡，電解質，血糖，CRP，Alb TTRまたはTRF，体重	1回/数日 1回/週
同化期	Alb，T-cho，ChE，Hb，身体計測 CRP，白血球数	1回/2週 病態変化時適宜
維持期	身体計測，MNA®-SF Alb，T-cho，ChE，CRP，血算	1回/2週～1カ月 病態変化時適宜

文献
1) MNA®（mini nutritional assessment）. http://www.mna-elderly.com/
2) 宮澤 靖. 栄養アセスメントの進め方. 看護技術. 2010; 56: 826-33.
3) 原島典子, 室谷孝志, 庄司和春, 他. NSTと臨床検査技師. Medical Technology. 2005; 33: 1241-9.

Q79 レジスタンストレーニングにおける蛋白質の摂取方法として，効率のよい内容と量とタイミングはありますか．

A79
宮崎慎二郎

蛋白質は 1.0〜1.5 g/kg/日の量を，特に骨格筋蛋白同化作用の強い BCAA（2 g 以上/回）を含めて摂取することが望ましい．基本的には，RT 後早期（30 分以内）の摂取でよいが，BCAA の摂取が主目的の場合は RT 前摂取がよいと考えられる．

筋肉量を増やすためには，レジスタンストレーニング（resistance training：RT）とともに筋肉の最も重要な構成要素である蛋白質の摂取が必要である．効率的に筋肉量を増やすためには，ただ蛋白質を摂取するだけでなく，その内容，量，タイミングを調整することが重要である．

■蛋白質の質

蛋白質の中でも必須アミノ酸の摂取は骨格筋蛋白質同化作用をより効果的に発揮させる．高齢者において，同量（15 g）の乳清蛋白質摂取群と必須アミノ酸混合物摂取群を比較した場合，必須アミノ酸混合物摂取群の方が骨格筋蛋白質合成促進効果が高かったこと[1]が報告されている．

さらに必須アミノ酸の中でもバリン，ロイシン，イソロイシンは分岐鎖アミノ酸（branched chain amino acids：BCAA）と呼ばれ，最も蛋白質同化作用が強いとされている．同量の必須アミノ酸を摂取しても，ロイシンの含量を多くした方が骨格筋蛋白質同化作用において優れていた[2]ことなどから，BCAA を多く含んだ必須アミノ酸を中心に蛋白質を摂取することが質のよい蛋白質の摂り方といえる．

■摂取量

骨格筋量を維持するためには 0.8〜1.0 g/kg/日の蛋白質摂取量が必要である．蛋白質を多く摂取すれば，それに応じて筋肉量が増加するわけではない．蛋白質を 1.0 g/kg 摂取した場合と 2.0 g/kg 摂取した場合では，食後の内臓でのアミノ酸の分解が増大し，骨格筋での蛋白質合成が低下することが示されており[3]，蛋白質を過剰摂取しても一定以上の効果は得られないと考えられている．高強度トレーニングを行う運動選手では 1.5〜1.7 g/kg/日程度の蛋白質の摂取が必要とされているが[4]，サルコペニアの予防・治療を図るためには 1.0〜1.5 g の摂取が推奨されている[5]．しかし，高齢者においては栄養補助食品などを用いて目標量の摂取を目指すと，逆に食事量の減少を招くこともあるため，摂取量と質のバランスを考慮することも重要である．BCAA に関しては生理的効果をより高く期待できる単回摂取量は 2 g 以上であると推察されている[6]．

■摂取するタイミング

高蛋白質含有栄養を運動直後に摂取した場合では筋肉量や筋力が有意に増加したのに対し，運動 2 時間後に摂取した場合では変化が認められなかった[7]など，運動後早期（30 分以内）に摂取することがよいとされている．理由としては，①運動後はしばらくの間，筋肉への血流量が増えること，②運動後の筋肉はインスリン感受性が亢進していること，③成長ホルモンが分泌されることなどが考えられている[8]．

一方で，BCAA は摂取 30 分後に血中濃度がピークになることが確認されており[6]，骨格筋の蛋白質合成が血中のアミノ酸濃度に直接影響されることを考慮しても BCAA は運動前に摂取することが勧められる．

文献

1) Paddon-Jones D, Sheffield-Moore M, Kasanos CS, et al. Differential stimulation of muscle protein synthesis in elderly humans following isocaloric ingestion of amino acids or whey protein. Exp Gerontol. 2006; 41: 215-9.
2) Katsanos CS, Kobayashi H, Sheffield-Moore M, et al. A high proportion of leucine is required for optimal stimulation of the rate of muscle protein synthesis by essential amino acids in the elderly. Am J Physiol Endocrinol Metab. 2006; 291: E381-7.
3) Juillet B, Fouillet H, Bos C, et al. Increasing habitual protein intake results in reduced postprandial efficiency of peripheral, anabolic wheat protein nitrogen use in humans. Am J Clin Nutr. 2008; 87: 666-78.
4) 中屋　豊, 馬渡一輪. 筋肉をつけるための栄養学. 治療. 2003; 85: 97-101.
5) Morley JE, Argiles JM, Evans WJ, et al. Nutritional recommendations for the management of sarcopenia. J Am Med Dir Assoc. 2010; 11: 391-6.
6) 濱田広一郎, 木場孝繁, 桜井政夫, 他. 分岐鎖アミノ酸飲料の単回摂取に対する血中分岐鎖アミノ酸応答. 日臨栄会誌. 2005; 27: 1-10.
7) Esmarck B, Andersen JL, Olsen S, et al. Timing of postexercise protein intake is important for muscle hypertrophy with resistance training in elderly humans. J Physiol. 2001; 535: 301-11.
8) 岡村浩嗣. スポーツとたんぱく質摂取タイミング. 日臨スポーツ医会誌. 2010; 18: 254-5.

Q80 有酸素運動と筋トレのうまい組み合わせ方はありますか．

> **A80** 黄　啓徳
> 有酸素運動と筋トレには，単独で行った方がよい場合と組み合わせて行った方がよい場合とがある．個々の対象者の状態を考慮した組み合わせが，その人の最適な組み合わせと考える．

　まず有酸素運動と筋トレを，どのような目的で行うのかを理解する必要がある．そして，それぞれを単独で介入した方がよい場合や組み合わせて行った方が効果的な場合を，個々の対象者の状態に応じて評価し，運動の組み合わせを処方する．

　有酸素運動には，歩行やジョギング，エアロバイク，階段昇降などがあり，目的としては全身持久力向上や最大酸素摂取量向上，心循環器系の改善などがあげられる．有酸素運動の原則に，最低必要な持続時間がある．有酸素運動を行う上で必要な最低時間は，少なくとも定常状態で10分以上である．しかも，運動開始から定常状態になるまでには5分くらい必要であることから，全体的には最低でも15分以上の持続時間が必要である[1]．

　筋トレは，筋力向上を目的に行う上で有効であり，負荷量により重量や使用する器具がかわる．たとえばマシンは低負荷から高負荷まで調整することができ，ダンベルやゴムチューブはそれぞれの重さや強度により，負荷量を調整することができる．筋トレを行う上で，重要な原則に過負荷と特異性がある．過負荷の原則とは，トレーニング強度が通常用いているものよりも強くなければ，筋力増強は期待できない．それには運動の強度，持続時間，頻度と3つの条件が必要となる．特異性の原則とは，ある種の能力は同類の運動を用いたトレーニングによって効果が高められる．それには筋の収縮様式や負荷様式，動作様式からみた特異性がある[2]．

　有酸素運動と筋トレの組み合わせで，健常者がダイエット目的で運動する際，①筋トレ⇒②有酸素運動の順番で行うのが効果的である．その理由として，筋トレ後に分泌される成長ホルモンの働きにより，脂肪分解酵素の量が増加し，このタイミングで有酸素運動を行うことで，脂肪の代謝が高まる．つまり効果的に脂肪を減らしながら，筋肉も付けたい場合に有効な方法である．その際，十分な栄養補給，特に筋肉に必要な蛋白質や適度な休養も当然必要である．また，サルコペニア肥満に対しての運動療法としても，①筋トレ⇒②有酸素運動の順番の組み合わせが，有効ではないかと考えられる．栄養療法に対しては軽度のエネルギー制限と高蛋白食の組み合わせによる介入が重要と考える．サルコペニア予防や改善に対しては，有酸素運動よりも筋トレの方が有効である[3,4]．栄養療法も十分なエネルギーの確保と高蛋白質，ビタミンDの摂取が重要となる．

　有酸素運動と筋トレは，それぞれの対象者の状態に応じて運動処方する必要があり，その際，栄養状態に応じた栄養の介入も必要となる．

文献
1) 伊藤浩充. 持久力低下に対する運動療法. In: 市橋則明, 編. 運動療法学. 1版. 東京: 文光堂; 2008. p.200-15.
2) 市橋則明. 筋力低下に対する運動療法. In: 市橋則明, 編. 運動療法学. 1版. 東京: 文光堂; 2008. p.172-99.
3) Evans WJ. Exercise strategies should be designed to increase muscle power. J Gerontol A Biol Sci Med Sci. 2000; 55: M309-10.
4) Singh MA. Exercise comes of age: rationale and recommendations for a geriatric exercise prescription. J Gerontol A Biol Sci Med Sci. 2002; 55: M262-82.

Q81 腎機能低下（軽度～中程度）のあるサルコペニアの方のリハ栄養管理はどうしたらよいですか.

A81　　　　　　　　　　　　　　　　　　　　　　　　　　　　　　　　黄　啓徳
腎機能低下のあるサルコペニアには，様々な要因が関連しているが，リハ栄養管理のポイントに沿って対応する．数ヵ月の期間限定で，蛋白制限を行わずにレジスタンストレーニングを実施する．

　ここでの腎機能低下（軽度～中程度）とは，慢性腎臓病（CKD）のステージのG1～G3を対象として述べる．まずICFでは，機能障害として筋肉量減少や筋力低下が認められるか，活動制限として，全身持久力低下や運動耐容能低下などのADL低下が認められるか，参加制約として，社会参加や就労制限が認められるかを評価する．

　栄養アセスメントは体重や四肢周径などの身体計測をしていく必要がある．腎機能の低下では浮腫の影響があるため，毎日の体重測定や尿量の計測を考慮する．また，蛋白質摂取の制限や異化亢進状態になるため栄養障害が認められることが少なくない．

　サルコペニアの方では，加齢，活動，疾患，栄養のどの原因によるものか，あるいは複数の要因によるものかを評価する．また，腎機能低下の腎不全では，悪液質の原因となることから体重減少，食思不振，全身炎症などが認められるかを評価する．

　栄養ケアプランでは，表1に慢性腎臓病（CKD）の腎疾患の病態と食事療法の基準を示す[1]．ただし，CKDのG1～G3で蛋白尿を認めない場合には，数ヵ月の期間限定でサルコペニアを改善するために蛋白制限を行わずにレジスタンストレーニングを実施する．

　リハプランでは，腎機能低下のサルコペニアに対する運動処方は，個々の評価や状態に応じて，運動療法を行う．低栄養状態や不応性悪液質が認められた場合，低負荷のリハ（1.0～2.0メッツ程度，関節可動域訓練，座位や立位訓練，短距離の歩行訓練，ADL訓練など）を行う．栄養状態が維持あるいは良好な場合のリハは3.0～6.0メッツ程度のレジスタンストレーニングや長距離の歩行訓練，全身持久力訓練などを行う．

表1 ● 腎疾患の病態と食事療法の基本（日本腎臓学会，編．CKD診療ガイド2012．東京：東京医学社；2012．p.52[1]）

病態	食事療法	効果
糸球体過剰濾過	食塩摂取制限（3 g/日以上6 g/日未満） 蛋白質制限（0.6～0.8 g/kg体重/日）	尿蛋白量減少 腎代替療法導入の延長
細胞外液量増大	食塩摂取制限（3 g/日以上6 g/日未満）	浮腫軽減
高血圧	食塩摂取制限（3 g/日以上6 g/日未満）	降圧，腎障害進展の遅延
高窒素血症	蛋白質制限（0.6～0.8 g/kg体重/日）	血清尿素窒素低下 尿毒症症状の抑制
高K血症	K制限	血清K低下

文献
1) 日本腎臓学会，編．CKD診療ガイド2012．東京：東京医学社；2012．p.52．

Q82 気管切開があり，機能訓練をしている患者の水分管理はどう考えたらよいですか．

> **A82**　　　　　　　　　　　　　　　　　　　　　　　　　　　　　吉田貞夫
>
> 気管切開を行っている症例では，気道の加湿機能が低下し，痰が粘稠で硬くなるなどの症状を呈することがある．水分摂取量が不足しないように注意する必要がある．発汗以外に皮膚および呼気から水分を喪失することを不感蒸泄という．そのうち，呼気から喪失する量は，通常 1 日約 300 mL 程度といわれている．不感蒸泄量は，発熱，換気状態，人工鼻や加湿器の使用の有無などで異なるため，水分摂取量を決定する際は，注意深いモニタリングが必要である．

　栄養管理を行う上で注意しないといけないのは，水分バランスである．水分排泄量に見合った水分摂取量を設定しないと，心不全や脱水，電解質異常などの原因となる場合がある．水分バランスを考える上で，考慮しなければならないのは，尿，便，発汗などのほかに，皮膚表面や呼気などから蒸発する水分量（不感蒸泄量）である．健常人では，通常，皮膚から約 600 mL，呼気から約 300 mL の水分が蒸発し，失われている．

　呼気に含まれる水分の調節に重要な働きをしているのが，鼻である．鼻粘膜部位には，毛細血管網や洞様血管が発達し，その豊富な血流を受けて，杯細胞や腺細胞から 1 日に 1000 mL 近くの粘液が産生されている．この粘液が，気道の加湿にきわめて重要な役割を演じている．また，鼻の構造は，気流の速度を調整したり，呼気と接触する表面積を大きくするなど，気道の加湿と温度管理を行うためにとても適しているといわれている．

　気管切開を行っている症例では，吸気・呼気とも鼻を通過しないため，気道の加湿機能が低下している．これにより，痰が粘稠で硬くなるなどの症状を呈することがある．脱水状態では，この症状をさらに悪化させることがあるので，気管切開を行っている症例では，水分摂取量が不足しないように注意する必要がある．

　不感蒸泄量は，発熱，換気状態，人工鼻や加湿器の使用の有無など，さまざまな条件によって異なる．体温が 1℃上昇すると，不感蒸泄量は 200 mL 増加するといわれており，下記の式から不感蒸泄量を計算することができる．

　　不感蒸泄量（mL）＝15×体重＋200×（体温－36.8）

　また，人工鼻（図 1）や加湿器を使用することにより，呼気からの不感蒸泄量を 120〜200 mL 程度に減少させることもできる．ただし，表 1 のような場合，人工鼻の使用は禁忌とされている．

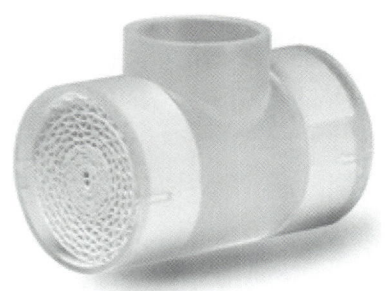

図 1 ● 人工鼻の例〔スミスメディカル・ジャパン（株）人工鼻サーモベント T〕

表 1 ● 人工鼻使用の禁忌

・粘稠な痰，血性分泌物のある時
・エアリークのある時
・低体温（32℃以下）
・呼吸筋に疲労・筋力低下が認められる時
・ネブライザー，加温加湿器使用中

Q83 経管栄養で胃内容物が逆流・残留する場合の栄養管理はどうしたらよいですか．

> **A83** 吉田貞夫
>
> わが国では，栄養剤の半固形化が普及しつつある．半固形化を行う際は，適切な粘度であることが重要である．栄養剤の注入を開始する前に，胃内残留量を測定し，多量の残留が認められる場合は，注入をスキップすることも大切である．

経腸栄養を行う上で，最大の合併症は，胃食道逆流による誤嚥性肺炎である[1]．特に高齢者は，食道裂孔ヘルニアや，下部食道括約筋の収縮力低下により，逆流防止機構が働きにくくなっており，誤嚥性肺炎を繰り返す症例も少なくない．全身状態の悪化した症例では，消化管の蠕動低下，胃排出機能の低下などによっても，胃内残留や胃食道逆流をきたすことがあると考えられる．

誤嚥性肺炎を発症すると，重症の場合は，経腸栄養を中止せざるを得ないこともあり，その間十分な栄養が摂取できず，栄養状態の悪化，身体機能の低下につながることもある．また，胃内容の大量誤嚥によるMendelson症候群（Q74参照）は，急激に呼吸状態の悪化をきたし，死亡率も約30％と高い．わが国の死因で，平成23年以降，肺炎が第3位となったことも，高齢者の誤嚥性肺炎の増加による影響が大きいと考えられている．肺炎を繰り返す症例に，抗菌薬を頻回に使用することにより，医療費の増大や，耐性菌の増加といった問題点も指摘されている．

肺炎を防止し，安定して経腸栄養を継続するため，わが国では，栄養剤の半固形化が開発され，普及しつつある[2]．栄養剤を半固形化するには，寒天による方法[3]と増粘剤を用いる方法[4]がある．増粘剤を用いる方法では，栄養剤が，適切な粘度に調整されていることが重要である．誤嚥性肺炎を防止するためには，20000 mPa·秒という高い粘度が必要となることも少なくない[1,2,4]．ICUなどでは，胃食道逆流による誤嚥性肺炎防止に，経腸栄養ポンプが用いられることもある[1]．

全身状態の悪化した症例で，消化管の蠕動低下，胃排出機能の低下などによって胃内残留や胃食道逆流をきたす場合には，脂質をほとんど含まない消化態栄養剤が有効な場合がある[5]．脂質は糖質，蛋白質に比べ，胃排出を遅延させることが知られている．

胃内残留が多く，肺炎を発症するリスクの高い症例では，栄養剤の注入を開始する前に，胃内残留量を測定するとよい[1]．胃内残留量は，胃瘻チューブや経鼻胃管などからシリンジで吸引することにより，簡便に測定することができる．200 mLを越える多量の残留が認められる場合は，注入をスキップするようにすると，胃食道逆流による肺炎の発症頻度を低下させられる可能性がある．

文献
1) 吉田貞夫．経腸栄養のトラブルシューティングと合併症対策．In：吉田貞夫，編著．見てわかる 静脈栄養・PEGから経口摂取へ．東京：学研メディカル秀潤社；2011．p.66-82．
2) 吉田貞夫．いま注目されている半固形化栄養法とは．半固形化栄養法の管理と実際の手技．ナーシング．2007; 27: 20-41．
3) 蟹江治郎．固形化栄養の実践．In：蟹江治郎，編．胃瘻PEG合併症の看護と固形化栄養の実践．名古屋：日総研出版；2004．p.120-71．
4) 合田文則．胃瘻からの半固形短時間注入法の手技とそのエビデンス．In：合田文則，編．胃瘻からの半固形短時間摂取法ガイドブック—胃瘻患者のQOL向上をめざして．東京：医歯薬出版；2006．
5) 吉田貞夫．経腸栄養継続困難な高齢者で，半固形化した無脂肪消化態栄養剤が有効だった症例．In：臨床栄養別冊．栄養力UP NST症例集3．東京：医歯薬出版；2011．

Q84 リハの効果を高めるにはどのような経管栄養剤や補助食品がよいですか.

A84　　　　　　　　　　　　　　　　　　　　　　　　　　　　　　　　　　　　　　　植木昭彦

経管栄養剤は半固形化栄養が投与時間短縮に効果的である．筋力を高めるためには蛋白質 10 g 程度（うち BCAA 2 g 以上）で糖質を含む栄養剤をリハ直後に投与するのがよい．

リハ栄養で大切なことは，エネルギー，蛋白質，水分，ビタミン，ミネラルの必要量の摂取である．経管栄養の場合，これらの5つの要因がきちんと摂取されているかどうか常に確認しておく必要がある．特に，必要エネルギーと水分は，適切な量が投与されているかの確認とともに，数日おきに，運動量やリハ効果を確認しつつ，低栄養にならないように増量していく．経管栄養剤は様々な種類のものが市販されているが，回復期リハ病棟の場合，訓練時間の確保のために投与時間の短縮が必要なため，半固形の栄養剤や粘度の強いタイプを短時間に投与することが望ましい．特に水分を先に投与して，10〜30 分後に栄養剤を投与する方法だと，水分が早期に胃内から腸管に流れやすいため栄養剤の粘性が低下せず，胃・食道逆流などが起きにくいとされている．ただし，栄養剤の種類や形態によって，下痢を合併することもあるため，何種類かの栄養剤を準備し，患者に合わせて調整する必要がある．

リハの効果を高めるためには，訓練直後に蛋白質と糖質を含んだ栄養剤を飲む（または投与する）ことで，筋力や持久力がより増加して ADL や歩行が改善するといわれている．また，食事直後では消化吸収などで内臓の血液量が増えるため，食後数時間は運動を控えることが望ましい．

済生会小樽病院では，JOGMATE プロテインゼリー® を利用した栄養摂取を行っている．週3〜6回，食後2時間以降にレジスタンストレーニング（resistance training：RT）を開始し，RT 終了後 30 分以内にプロテインゼリーを摂取することで，筋肉量と筋力の増加を目指す取り組みを行っている[1]．この論文では，筋量増大を目的に RT 後に摂取する場合，消化吸収と血中分岐鎖アミノ酸（BCAA）濃度の上昇ができるだけ速いこと，高い BCAA 濃度が長く保たれることが望ましいため，単なるアミノ酸食品ではなく糖質を含む蛋白質食品が適していることを，理論的背景とともにまとめている．この場合の栄養剤選定ポイントは，①アミノ酸スコアのよい蛋白質を 10 g 程度（BCAA 換算で 2 g 以上）含有している，②糖質を含有している，③嚥下困難でも摂取しやすいゼリータイプとしている[1]．実際，アミノ酸のみの食品に比べて蛋白質食品の方が食味のよいものが多く，継続した摂取につながりやすいと思われる．また，ゼリーのため嚥下困難者でも嚥下訓練を兼ねての摂取が可能であり，胃瘻からのチューブに直接接続して注入することもできるため，運動後すぐの投与が行いやすい．

日本人の虚弱高齢者対象で，RT のみ群と RT とともにペムパル® アクティブを投与した群を比較した研究では，栄養投与群の骨格筋指数と最大歩行速度が RT のみ群に比べて有意に増加し，サルコペニアの比率も減少していた[2]．ペムパル® アクティブは蛋白質が 10 g で BCAA が 2.5 g あり，ビタミン D を 12.5 μg 含んでいる．液剤でバニラ味とフルーツ味があり，125 mL で摂取しやすいのも特徴である．

抑うつ状態と廃用症候群が合併した症例で，エンジョイクリミール® を1日3本投与するときに，うち2本を訓練室で投与した研究では，1回の食事量が多いために食思不振となる場合，ハーフ食で食事摂取量を改善するとともに，エネルギーの不足分を機能訓練室での理学療法・作業

表1 ● 当院使用の主な栄養補助食品（経口投与用）

	JOGMATE プロテインゼリー®（大塚製薬）	ペムパル®アクティブ（ネスレ）	エンジョイクリミール®（クリニコ）	ジューシオミニ®（三和化学）	ファインケア®（ジャネフ）
量・形態	180 g ゼリー	125 mL 液体	125 mL 液体	125 mL 液体	125 mL 液体
蛋白質（g）〔うちBCAA〕	10.0〔2.5〕	10.0〔2.5〕	7.5	8.0〔1.2〕	7.5〔1.2〕
エネルギー（kcal）	100	200	200	200	200
糖質（g）	15	22.6	29.4	34.4	25.6
脂質（g）	0	8.2	5.6	2.67	7.5
カルシウム（mg）	250	300	113	100	95
ビタミンD（μg）	5.0	12.5	0.7	1.8	3.0

療法の途中で補助食品を飲むことで解消していた[3]．エンジョイクリミール®は，蛋白質の含有量は少ないものの高カロリーで味の種類が多く，食思不振の改善を中心に栄養補給を考える場合選択肢の1つになると思われる．

当院ではこの他に，ジューシオミニ®，ファインケア®をよく使用している．この2つの特徴は，液剤で味の種類が多いことである．ジューシオミニ®は6種類で栄養剤の中では非常に飲みやすく，継続率が高い．ファインケア®はすっきりテイストを含めると8種類で味の選択肢が1番多く，1本あたりの単価が比較的安い．表1に当院で使用している主な栄養補助食品をまとめた．

文献
1) 澤田篤史．北海道済生会小樽病院におけるリハビリテーション直後のプロテイン摂取の取り組み．In: 若林秀隆，編．リハビリテーション栄養ケーススタディ—臨床で成果を出せる30症例．東京: 医歯薬出版; 2011. p.13-20.
2) Yamada M, Arai H, Yoshimura K, et al. Nutritional supplementation during resistance training improved skeletal muscle mass in community-dwelling frail older adults. J Frailty & Aging. 2012; 2: 64-70.
3) 若林秀隆．抑うつ状態の早期発見・介入でADLが改善した腹部大動脈瘤破裂術後の症例．In: 若林秀隆，編．リハビリテーション栄養ケーススタディ—臨床で成果を出せる30症例．1版．東京: 医歯薬出版; 2011. p.107-10.

Q85 イレウス（腸閉塞）の症例のリハ栄養管理はどうしたらよいですか．

A85　　　　　　　　　　　　　　　　　　　　　　　　　　　　　　　　　　　吉田貞夫

イレウス症例では，その原因に応じた適切な治療が必要である．栄養状態の悪化を防ぐためには，早期に症状を改善することが重要であるが，離床，ADL改善などのリハの有用性についても検討が必要と考えられる．

　イレウス（腸閉塞）の症例のマネジメントを考える上で重要なのは，イレウスが発生した原因が何かである．イレウスを発症した原因によって，症状や絶食の期間，対応法が大きく異なるためである．

　イレウスは，腸管の狭窄や捻転などの器質的な変化を伴う機械的イレウスと，腸管の蠕動低下など機能の低下による麻痺性（機能的）イレウスの大きく2つに分けられる（表1）．

　消化管周囲の癒着などによって発症する機械的イレウスでは，保存的な治療によって改善することも少なくないが，腸管の捻転で血流障害を伴う場合や，腸管の狭窄が高度な場合には，手術が第一選択となる．このような症例では，栄養状態をできるだけ維持して手術に臨めるような術前管理，術後は，可及的早期に経口摂取または経腸栄養が開始できるような栄養管理が重視される．十分な栄養摂取が困難な状況では，リハは関節可動域の維持程度の軽い負荷に制限する必要がある．

　悪性腫瘍などによる腸管の狭窄で，手術が不可能な場合は，経口摂取，経腸栄養のコンプライアンスの評価が重要である．狭窄が高度でも，消化態栄養剤のような低残渣食であれば，投与が可能な場合もある．著しい通過障害が認められる症例では，経口摂取，経腸栄養を継続することによって，腹痛，嘔吐などの苦痛につながる恐れもある．このような状況では，米国静脈経腸栄養学会（ASPEN）のガイドライン[1]に従い，中心静脈栄養などの静脈栄養を第一選択とする．

　近年，進行・再発癌患者の緩和医療における消化管閉塞には，持続性ソマトスタチンアナログであるオクトレオチドが用いられることがある．オクトレオチドは，消化液の分泌を抑制し，水・電解質の吸収を促進することにより，悪心・嘔吐などの消化器症状を緩和する．嘔吐回数が減少するほか，消化液排出量が減少し，胃管の抜去が可能となり，抜去後の嘔吐なども抑制することができ

表1● イレウスの原因と対策

機械的イレウス：腸管の狭窄や捻転などの器質的な変化を伴う
・癒着（血流障害がない場合）→保存的治療
・腸管の捻転（血流障害がある場合），高度な腸管の狭窄→手術
・悪性腫瘍などによる腸管の狭窄で，手術が不可能な場合
　　→保存的治療，消化態栄養剤のような低残渣食，中心静脈栄養，
　　オクトレオチド（持続性ソマトスタチンアナログ）
麻痺性（機能的）イレウス：腸管の蠕動低下など機能の低下による
・宿便→排便コントロール
・糖尿病性→血糖コントロール
・薬剤性→原因薬剤の中止，減量
イレウス全般への対応
・食事内容の調整：不溶性食物繊維，海藻類など消化しにくい食物は避ける
・大建中湯
・リハビリテーション：離床，ADL改善，インスリン抵抗性の改善など

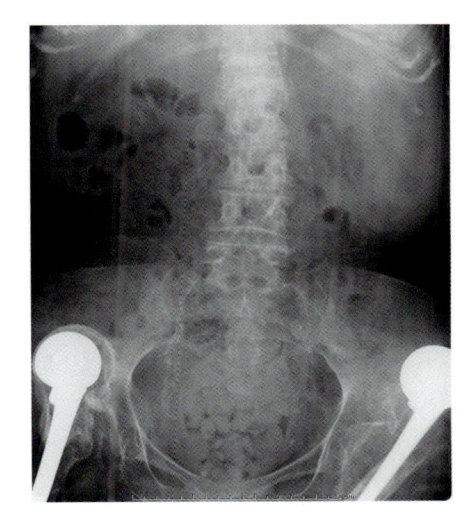

図1 ● 毎日排便があったにもかかわらず，多量の宿便が認められた事例

る．
　麻痺性イレウスは，高齢者や，糖尿病の症例で認められることが多い．高齢者では，便秘などがきっかけで麻痺性イレウスを発症することもあり，宿便性イレウスなどと呼ばれている．日常の排便コントロールがいかに重要かが再認識される．毎日排便があっても，多量の宿便が認められる症例もしばしば経験する（図1）．これは，1日分の便を完全に排便しきれていないためで，このような症例では，時おり大腸刺激性の下剤を使用したり，浣腸を行うなどの介入が必要となる．
　糖尿病症例では，高血糖による自律神経障害が原因で，麻痺性イレウスを発症すると考えられており，日常の血糖コントロールを確実に行うことが重要である．
　薬剤が原因で，麻痺性イレウスを発症することもある．その場合は，原因となる薬剤を中止，あるいは減量する必要がある．原因となる薬剤としては，精神科薬などの抗コリン系の薬剤，頻尿・尿失禁治療薬，モルヒネやオピオイド，α-グルコシダーゼ阻害薬やDPP4阻害薬などの糖尿病治療薬，ビンカアルカロイド系やシスプラチン系の抗腫瘍薬などがあげられる．
　不溶性食物繊維，海藻類など消化しにくい食物によって，イレウスの症状が悪化する可能性があるといわれている．海草類などの摂取は控え，食物繊維を摂取する場合には，難消化性デキストリンやグアガム加水分解物のような水溶性の食物繊維を選ぶようにする．
　また，漢方の大建中湯がイレウス症状を改善するといわれている．大建中湯は，セロトニン3型・4型受容体を介してアセチルコリンの遊離を促進するほか，消化管ホルモンであるモチリンの分泌も促進，熱，酸などの刺激によるサブスタンスPなどの神経伝達物質の放出も促進するなどして，消化管運動を亢進させることがわかっている．腸管の血流を改善させ，炎症を抑制する効果もあるといわれている．
　イレウス症例の栄養状態を悪化させないためには，早期に症状の改善を行うことが重要である．そのためには，適切な治療を行うとともに，離床，ADL改善などのリハも有用である可能性が高い．今後のエビデンスの集積が必要である．

文献
1) A.S.P.E.N. Board of Directors and The Clinical Guidelines Task Force: Guidelines for the use of parenteral and enteral nutrition in adult and pediatric patients. JPEN. 2002; 26 Suppl 1: 1SA-138SA.

Q86 COPDの人工呼吸器離脱に難渋しています．栄養ルートの選択とリハプランはどうしたらよいですか．

> **A86** 高橋浩平
> 侵襲の異化期か同化期かを評価し，リハ栄養プランを立案する．栄養ルートは経腸栄養を優先する．リハは栄養状態，鎮静深度に応じて，リスク管理を行いながら早期離床を図る．

　COPDの急性増悪などによる人工呼吸器管理下では，悪液質に加え，急性炎症（侵襲）や不適切な栄養管理（飢餓）の合併により低栄養，サルコペニアが進行する．呼吸筋や横隔膜にもサルコペニアが生じる可能性があり[1]，それにより人工呼吸器管理が長期化する可能性がある．急性期の呼吸リハが人工呼吸器装着期間やICU滞在日数を減少させるエビデンスは少ないが，適切な栄養管理とリハが人工呼吸器離脱の可能性を高めると考えられる．人工呼吸器管理下の栄養療法では，経腸栄養管理のほうが静脈栄養管理に比べ感染症の合併が有意に減少し，経腸栄養が推奨されている[2]．ただし，経腸栄養管理では嘔吐や胃内容逆流による誤嚥，下痢などに注意が必要である．基礎疾患による炎症や鎮静などのために消化管運動の抑制がある場合には，静脈栄養管理を行う[1]．

　栄養ケアプラン・リハプランを立案する上で，低栄養やサルコペニアの有無と原因を考えることが必要である．特にCOPD増悪時においては侵襲の異化期か同化期かによって対応が異なるため，その評価が重要となる．たとえばエネルギー投与量に関しては，異化期では糖新生を中心とした内因性エネルギー供給を考慮することが重要であることが示唆されている[3]．欧州静脈経腸栄養学会（ESPEN）でも重症患者の急性期や初期（ICU入室4日前後）では，20〜25 kcal/kg/日を超えるエネルギー投与は過栄養となり，逆効果となる可能性があるとしている[4]．一方でRiceらは，1000名の急性肺疾患患者に対し，初日から目標カロリーの80%（約1300 kcal）を投与した群（full-feeding群）と，最初の6日間は約400 kcalを投与した群（trophic-feeding群）のランダム化比較試験において，人工呼吸管理期間，60日後の死亡率，感染症の合併症に有意な差は認められなかったと報告している[5]．異化期の至適エネルギー投与量は依然として不明であるが，エネルギー投与後に栄養状態をモニタリングし，軌道修正を行っていくことが大切である．

　一方，疾患自体の治療が奏効し，同化期に移行すれば筋蛋白合成が可能であるため，機能改善目標の積極的な栄養管理を実施していく．窒素平衡が正となる，あるいはCRP（C-reactive protein）が3〜5 mg/dL前後まで改善した時が同化期に移行した目安となる[3]．同化期では25〜30 kcal/kg/日以上のエネルギーを投与する．体重や筋肉量を増加する目的で，さらに200〜500 kcalを上乗せすることも考慮する．至適蛋白質投与量は1.2〜1.8 g/kg/日を考慮する[6]．CO_2産生は人工呼吸器の換気量や換気回数の設定調整や利尿薬などによる代謝性アルカローシスなどの影響もあり，複合的に判断する[1]．

　気管挿管中は鎮静が必須となる．したがって栄養状態のほかに，鎮静深度に応じてリハプログラムを考える必要がある[7]（表1）．近年，人工呼吸器管理下でも連日定期的に鎮静薬投与を中断し，意図的に意識を回復させた上で早期運動療法を行うことが，身体機能改善や人工呼吸器の離脱に有効な可能性が示唆されている[8,9]．ただし，COPDでは元来酸素化能が低下している可能性が高いため，積極的な離床やリハが困難なことも少なくない．このためにも明確なリハ中止基準を定めて離床を進めていくことが重要である（表2）．

　鎮静深度，栄養状態を考慮して，関節可動域運動，排痰，ポジショニング，リラクゼーション，

表1● 鎮静深度とリハ（高橋哲也，他．急性・重症患者ケア．2012；1：140-7[7]）

	不安定期	回復期	安定期
鎮静（RASS）	−5〜−3	−2〜−1	0
意識レベル	指示が入らない	傾眠〜軽い鎮静状態	意識清明で落ち着いている
PaO_2/FiO_2	<100 mmHg	200〜300 mmHg	>300 mmHg
リハ	関節の他動運動 ポジショニング	呼吸器モードを利用した呼吸練習 他動運動・自動運動 自力座位	呼吸練習 抵抗運動 立位，歩行

RASS：Richmond Agitation-Sedation Acale

表2● 人工呼吸器管理患者におけるリハ中止基準の1例
（高橋哲也，他．急性・重症患者ケア．2012；1：140-7[7]）

① 安静時での過不足ない酸素濃度においてリハビリテーション中に酸素飽和度が88％未満となった場合
② 収縮期血圧が200 mmHg以上，もしくは拡張期血圧が90 mmHg以上になった場合
③ 起立性低血圧（立位により，収縮期血圧20 mmHg以上，もしくは拡張期血圧が10 mmHg以上の低下）を認めた場合
④ 新たな血管収縮薬が必要となった場合
⑤ 新たな心筋虚血の所見（心電図変化，新規逸脱酵素の上昇など）が得られた場合
⑥ 新たな抗不整脈薬の投与が必要となった場合
⑦ 人工呼吸器を自発呼吸モード（例：プレッシャーサポートモード）から強制換気モード（例：アシスタントコントロールモード）への変更を余儀なくされた場合
⑧ PEEPの増高が必要となった場合

呼吸訓練から開始し，状態に合わせて座位訓練（ギャッチアップ→フルギャッチアップ→車椅子座位）を進める．座位が可能となれば，立位訓練→歩行訓練などを実施する．積極的な運動療法が注目されているが，リスク管理のほか，ルートや気管チューブの意図せざる抜去への注意が必要であり，リハ単独でなく，多職種と連携し実践することが重要である．

文献
1) 吉村芳弘，安田広樹．人工呼吸器離脱への挑戦—リハビリテーション栄養と呼吸筋サルコペニア．臨床栄養．2012；121：101-4.
2) Martindale RG, McClave SA, Vanek VW, et al. Guidelines for the provision and assessment of nutrition support therapy in the adult critically ill patient: Society of Critical Care Medicine and American Society for Parenteral and Enteral Nutrition: Executive Summary. Crit Care Med. 2009; 37: 1757-61.
3) 寺島秀夫，只野惣介，山口龍志郎，他．蛋白代謝を考慮した栄養療法—侵襲下における栄養療法の宿命的限界と効果．臨床栄養．2009；114：602-9.
4) Kreymann KG, Berger NM, Deutz NE, et al. ESPEN Guidelines on Enteral Nutrition: Intensive care. Clin Nutr. 2006; 25: 210-23.
5) Rice TW, Wheeler AP, Thompson BT, et al. Initial trophic vs full enteral feeding in patients with acute lung injury: the EDEN randomized trial. JAMA. 2012; 307: 795-803.
6) Grau Carmona T, Lopez Martines J, Vila Garcia B. Guidelines for specialized nutritional and metabolic support in the critically-ill patient. Update. Consensus SEMICYUC-SENPE: respiratory failure. Nurt Hosp. 2011; 26: 37-40.
7) 高橋哲也，小幡賢吾，氏家良人．人工呼吸器管理下の呼吸リハビリテーション．急性・重症患者ケア．2012；1：140-7.
8) Schweickert WD, Pohlman MC, Pohlman AS, et al. Early physical and occupational therapy in mechanically ventilated, critically ill patients: a randomized controlled trial. Lancet. 2009; 373: 1874-82.
9) Pohlman MC, Schweickert WD, Pohlman AS, et al. Feasibility of physical and occupational therapy beginning from initiation of mechanical ventilation. Crit Care Med. 2010, 38: 2089-94.

Q87 COPDで体重減少が著しく，いくら食べても体重が増加しません．どうしたらよいですか．

> **A87** ....高橋浩平
> 体重減少の原因が「悪液質」である可能性が高いため，栄養療法単独ではなく，原疾患の治療に薬物療法，リハ，栄養管理を組み合わせた，より包括的アプローチが必要である．

　COPDでは体重減少やサルコペニアを認めることが多い．わが国ではCOPD患者の約7割に体重減少を認めた[1]．COPDでは易疲労や食後の腹部膨満感などで食欲不振となり，エネルギー摂取量が低下することがある．また十分なエネルギー摂取量であっても，炭水化物や野菜が中心で，肉や魚を好まず，蛋白質摂取量が不足する場合が少なくない．他にもCOPDにおける体重減少やサルコペニアの原因として，酸化ストレスの増強や全身性の慢性炎症による蛋白異化亢進があげられている[2]．加齢や廃用によるサルコペニアを合併していることも少なくない．

　したがって，この症例でも体重減少の原因は食事摂取量だけの問題ではない．上記のような併存疾患に関連した複雑な代謝変動によるもので，悪液質に該当する．栄養療法単独では改善が困難なため，原疾患の治療を第一とし，栄養管理とリハを組み合わせた包括的なリハ栄養アプローチを行う．喫煙はサルコペニアのリスク因子であり[3]，サルコペニア予防のためにも禁煙をすすめる．有酸素運動やレジスタンストレーニングなどの身体運動には抗炎症作用がある[4]．

　栄養療法に関してはエネルギー摂取の量と質を確認する．悪液質の場合，十分なエネルギー摂取量を確保したうえで，蛋白質1.5 g/kg/日，分岐鎖アミノ酸（BCAA）・エイコサペンタエン酸（EPA）2～3 gを検討し，栄養指導・管理を行う．サルコペニアを伴う重症COPD患者に対し，BCAAの投与により体重増加を認めた[5]．多価不飽和脂肪酸と呼吸リハの組み合わせにより除脂肪体重，筋力，運動耐容能の改善を認めた[6]．ホエイペプチド含有の栄養剤摂取（200 mL/200 kcalを1日2本）と低強度運動療法の組み合わせは，体重，身体機能，QOLの改善のほか，抗炎症作用も認めた[7]．低栄養の評価を行い，悪液質を可及的早期に発見し，早期に多職種が協同し介入していくことが重要である．

文献
1) 日本呼吸器学会COPDガイドライン第3版作成委員会，編．COPD（慢性閉塞性肺疾患）診断と治療のためのガイドライン．3版．東京：メディカルレビュー社；2009.
2) Lenk K, Schuler G, Adams V. Skeletal muscle wasting in cachexia and sarcopenia: molecular pathophysiology and impact of exercise training. J Cachexia Sarcopenia Muscle. 2010; 1: 9-21.
3) Castillo EM, Goodman-Gruen D, Kritz-Silverstein D, et al. Sarcopenia in elderly men and women: the Rancho Bernardo study. Am J Prev Med. 2003; 25: 226-31.
4) Laveneziana P, Palange P. Physical activity, nutritional status and systemic inflammation in COPD. Eur Respir J. 2012; 40: 522-9.
5) Dal Negro RW, Aquilani R, Bertacco S, et al. Comprehensive effects of supplemented essential amino acids in patients with severe COPD and sarcopenia. Monaldi Arch Chest Dis. 2010; 73: 25-33.
6) Broekhuizen R, Wouters FF, Creutzberg EC, et al. Polyunsaturated fatty acids improve exercise capacity in chronic obstructive pulmonary disease. Thorax. 2005; 60: 376-82.
7) Sugawara K, Takahashi H, Kashiwagura T, et al. Effect of anti-inflammatory supplementation with whey peptide and exercise therapy in patients with COPD. Respir Med. 2012; 106: 1526-34.

Q88 末梢静脈栄養で1日300 kcalしか投与していませんが，口腔・嚥下の筋トレはやっても大丈夫ですか．

> **A88** 若林秀隆
> 経口摂取や経管栄養を実施していない状況で，末梢静脈栄養で1日300 kcalしか投与していない場合には，飢餓で栄養状態が悪化するため，口腔・嚥下の筋トレは禁忌である．

　誤嚥性肺炎などで病院に入院した時，禁食（経口摂取，経管栄養なし）とされて末梢静脈栄養で1日300 kcal前後しか投与されていないことが，決して珍しくない．末梢静脈栄養でも適切に栄養管理すれば1日1000 kcal程度の投与は可能である．たとえば，ビーフリード® 500 mLが3本と20％イントラリポス® 100 mLが2本で，1日1030 kcal，アミノ酸45 gとなる．しかし，実際にはソリタ® T3号500 mLが2本とヴィーンD®が1本で，1日272 kcal，アミノ酸0 gということも珍しくない．末梢静脈のみで栄養管理されている場合には，1日エネルギー摂取量の確認が必要である．

　末梢静脈栄養で1日300 kcalの場合は飢餓であり，全身の筋肉量や持久力が低下する．摂食・嚥下には表情筋，咀嚼筋，舌筋，舌骨上筋，舌骨下筋，口蓋筋，咽頭筋といった多くの筋肉が関与しており，これらの筋肉量も低下する．

　この状況で口腔・嚥下のレジスタンストレーニングや長時間の食事動作を行うと，栄養状態が悪化して口腔・嚥下の筋肉量や持久力はさらに低下する．そのため，口腔・嚥下のレジスタンストレーニングや持久力増強訓練は禁忌である．この場合，機能維持（機能悪化の軽減）を目標に，口腔衛生，関節可動域運動，ストレッチ，呼吸リハ（レジスタンストレーニングを除く），疲れない範囲での直接訓練や食事を比較的短時間で実施する．

　口腔・嚥下の機能訓練についても，サルコペニアで評価，対応することが有用である．飢餓以外にも，今後の栄養状態が悪化すると予測される場合には，口腔・嚥下のレジスタンストレーニングは禁忌となる．今後の栄養状態が維持もしくは改善すると予測される場合のみ，口腔・嚥下のレジスタンストレーニングが可能である．栄養を考慮せずに適切な摂食・嚥下リハを行うことはできない．

　早期経口摂取はQOL向上だけでなく，サルコペニアの摂食・嚥下障害の予防，治療にも重要である．禁食で末梢静脈栄養から1日300 kcalの場合でも，直接訓練が可能であれば早期から行うべきである．ただし，飢餓下での直接訓練の場合，廃用性筋萎縮を多少は予防できるが，栄養状態悪化による筋萎縮が口腔・嚥下の筋肉にも生じるため，摂食・嚥下機能は徐々に低下することに留意する．

Q89 回復期リハ病棟を退院後に低栄養，低 ADL で再入院される方がいます．在宅でのリハ栄養をどうしたらよいですか．

> **A89**　　　　　　　　　　　　　　　　　　　　　　　　　　　　　　　　　　　　吉村芳弘
> 退院時カンファレンス，地域連携パスなどを通して入院中のリハ栄養ケアの情報をスムーズかつシームレスに在宅へ共有し，継続したケアを提供することが重要である．地域一体型 NST の活用も有用である．

　回復期リハ病棟での充実したリハ栄養管理で栄養状態や ADL・QOL の改善が得られたとしても，退院後の在宅でのサポートが十分でなければ，栄養状態や ADL，QOL は再び悪化する可能性がある．残念ながら在宅でのリハ栄養サポート体制は現在のところ充実しているとはとてもいいがたい．在宅医療の目的である，生活維持，ADL・QOL の維持ということから考えると，多職種で連携してリハ栄養に取り組むことが重要である．

　医師，歯科医師，歯科衛生士，看護師，薬剤師はもちろん，管理栄養士，臨床検査技師，PT，OT，ST といったリハスタッフ，家族やケアマネージャーなどとの連携も不可欠であり，患者を中心とした情報のネットワークを構築する必要がある．在宅リハ栄養ケアはある意味でチーム医療の象徴ともいえる．

　日本の在宅高齢者のサルコペニアの有病率は男性 7.8％，女性 10.2％であり，サルコペニアの存在が 2 年後の機能低下に関連しているとの報告がある[1]．そのためサルコペニアの早期発見と予防・改善が在宅高齢者の機能低下を防ぐために有効である．

　在宅では軽度の嚥下障害が見落とされがちであり，不顕性の嚥下性肺炎による侵襲と低栄養，虚弱の負のスパイラルに陥りやすい．軽度の嚥下障害に対する信頼性，妥当性が担保された嚥下スクリーニングとして EAT-10[2] がある．入院ですでに嚥下リハを行っている患者には必要ないが，在宅でごく軽度の嚥下障害を疑う場合はスクリーニングとして積極的に活用したい．また歯の維持や義歯装着，舌や口唇などの口腔機能の保持などが嚥下と栄養を介して，ADL の維持・改善に繋がる可能性があるため[3]，歯科との連携強化も重要である．

　回復期リハ病棟から在宅へのシームレスな連携のためには，病院 NST から地域一体型 NST への発展も期待される．地域連携パスや統一した連絡表の運用も有用である．地域一体型 NST にリハスタッフが加わることで在宅での包括的なリハ栄養ケアが実現する可能性がある．回復期リハのゴールは在宅復帰だけで完結しない，ということを肝に銘じておきたい．

文献
1) Tanimoto Y, Watanabe M, Sun W, et al. Association of sarcopenia with functional decline in community-dwelling elderly subjects in Japan. Geriatr Gerontol Int. 2013 Mar 3. Epub ahead of print.
2) Belafsky PC, Mouadeb DA, Rees CJ, et al. Validity and reliability of the Eating Assessment Tool (EAT-10). Ann Otol Rhinol Laryngol. 2008; 117: 919-24.
3) Furuta M, Komiya-Nonaka M, Akifusa S, et al. Interrelationship of oral health status, swallowing function, nutritional status, and cognitive ability with activities of daily living in Japanese elderly people receiving home care services due to physical disabilities. Community Dent Oral Epidemiol. 2013; 41: 173-81.

Q90 リハをしている糖尿病の方の食事単位は，どのように決めたらよいですか．

> **A90**　　　　　　　　　　　　　　　　　　　　　　　　　　　　吉村由梨，吉田貞夫
> 食事単位数（エネルギー量）は，各症例の耐糖能，身体活動量の変化に合わせて検討する．主訴，身体測定，血糖値，インスリン投与量，血液検査データなどの変化に留意しながら，主治医，看護師，セラピスト，管理栄養士が連携して必要栄養量のリプランニングを行う．

　日本糖尿病学会編『糖尿病治療ガイド 2012-2013』では，糖尿病患者の必要エネルギー量は，標準体重から算出することが基本となっている．必要エネルギー量は身体活動量によって異なる．座位中心の場合は標準体重1kgあたり25～30 kcal，立位・歩行ベースでは30～35 kcal，強度のレジスタントトレーニングを行う場合は35 kcal以上とする〔標準体重(kg)＝身長(m^2)×22〕．肥満者は標準体重1 kgあたり20～25 kcalとして，体重の減量を目指す[1]．

　NSTでは，標準体重の代わりに現体重を用いて必要エネルギー量を算出することも少なくない．また，高齢者では，著しい低栄養による体重減少や，心不全による体重増加などにより，現体重がエネルギー量の算出に使用できない場合，健常時体重を用いるという考え方もある．このように様々な考え方や決定方法がある．個人差があることも考慮した上で，リプランニングを行う．

　蛋白質量は現体重1 kgあたり1.0～1.2 gが目安で，糖尿病性腎症の場合，第3期では0.8～1.0 g，第4期では0.6～0.8 gが推奨される[1]．Harris-Benedictの式でエネルギー量を算出する場合，リハ内容によって活動係数を変更する．食事単位数が不適切のままリハを継続すると体重減少や低血糖，空腹による間食，血糖コントロール不良といった有害事象を起こすことがある．

　血糖変動のバラつきにはいろいろな原因がある（表1）．身体計測や，必要に応じて血液データのモニタリング，自己血糖測定（SMBG）を行い，適切な食事単位数について評価を継続する．

　糖質の摂取量に対してインスリンの注射量が過剰な場合や，食事の時間が大幅に遅れるなどの原因で，軽い低血糖を発症すると，その反動で，肝臓での糖新生が引き起こされ，血糖値が大幅に上昇することがある．この現象をソモジー効果と呼ぶ．ソモジー効果による高血糖は，通常とは逆に，インスリンの減量により改善することがある．

　インスリン投与量や食事単位数は，糖尿病主治医の指示で決定されることもあるため，リハ担当医と糖尿病主治医が併診する場合には，リハ担当医と糖尿病主治医の緊密な連携が必要である．

表1　血糖変動の原因と対策

原因	対策
食事の糖質量のバラツキ	食事の糖質量を均一化
食事内容	低GI食，α-GIの投与
運動量のバラツキ	運動負荷量の調整
インスリン投与が不適切	インスリン投与の適切化
肺炎や尿路感染症などによる炎症	感染症の治療
侵襲	インスリン投与，脱水補正
膵臓のβ細胞の疲弊	SU剤からインスリン投与に切り替える
ストレス	心理的・生理的・物理的環境緩和

文献　1) 日本糖尿病学会．糖尿病治療ガイド 2012-2013．1版．東京．文光堂；2012．p.39, 78．

Q91 ゼリー訓練中の誤嚥性肺炎患者ですが，認知症もあり，経鼻経管チューブを自己抜去しました（胃ろうは家族が拒否）．あと2～4週間くらいリハをしたら代替栄養なくミキサー食を食べられそうなのですが，その間どう栄養管理をしたらよいですか．

> **A91**　　　　　　　　　　　　　　　　　　　　　　　　　　　園田明子
> 経口摂取の不足分を補うためには間欠的経管栄養法が望ましいが，末梢静脈栄養でも1000 kcal 程度は投与可能である．誤嚥性肺炎の侵襲の程度，低栄養の程度や全身状態など総合的に判断して不足分の投与ルートを検討する．

　ゼリーでの訓練食などで必要エネルギー量に対して経口摂取量が不足する時は補助栄養で補うことが基本である．腸管が使用可能な時は腸を使うとの原則のもとに，患者の病状が短期間で回復すると判断した場合は本症例のように経鼻経管栄養を併用することが多く，長期間（1カ月以上）必要な時は胃ろうを選択する．経管栄養は医学的メリットのみでなく，患者・家族の希望も十分に考慮して適応を決定する．経鼻経管栄養は8Frなどなるべく細いチューブのほうが不快感は少ないが，患者本人のQOLを下げ，管の留置は経口摂取の妨げとなり摂食嚥下訓練には不利に働く[1]．間欠的経管栄養法は栄養投与ごとに管を抜き差しするので栄養以外の時はチューブフリーとなる．若林による経腸栄養投与ルート選択のフローチャートを図1に示す[2]．間欠経管栄養法は管を飲み込むことそのものも訓練となるが，誤挿入のリスクなどから消極的な病院・施設も多いのが現状である．

　このように経口移行に時間がかかるということは誤嚥性肺炎の侵襲が大きいか，廃用や低栄養の程度も深刻なサルコペニアの状態が想像される．飢餓は避けなくてはならず，末梢静脈ルート確保困難な場合などでは，ガイドラインからは外れるが中心静脈栄養も候補となりうる．ゼリーでの訓練食のみで補助栄養を行わないと，低栄養や脱水のリスクが高くなる．体重減少はエネルギーを低下させ日常活動の活動性の低下を招き，栄養不良は意識混濁を引き起こす可能性もあるなど患者および家族のQOLを下げる[3]．馬渡[4]は「食べられないから低栄養」のみでなく，「低栄養だから食べられない」という嚥下障害と栄養障害の悪循環について述べている．経管栄養離脱に向けて段階的に経口摂取を進めているところに栄養が不足すると，誤嚥性肺炎を再発し経口摂取困難となってしまうリスクがある．この点について，若林[5]は非経口栄養のマネジメントとして，「経口摂取にはこだわるが，経口摂取のみにはこだわらない」と低栄養・サルコペニアの予防・改善の必要性を述べている．

　投与エネルギーとしては，誤嚥性肺炎などによる急性期極期（異化期）には筋肉の蛋白質分解は抑制できず過栄養では骨格筋の蛋白分解を促進させるため，15 kcal/kg/日程度とする[6]．極期を脱したら20～25 kcal/kg/日のエネルギー投与とする．同化期や侵襲が治癒した場合は＋250～500 kcalのエネルギー蓄積量を考慮した栄養管理を行う[7]．

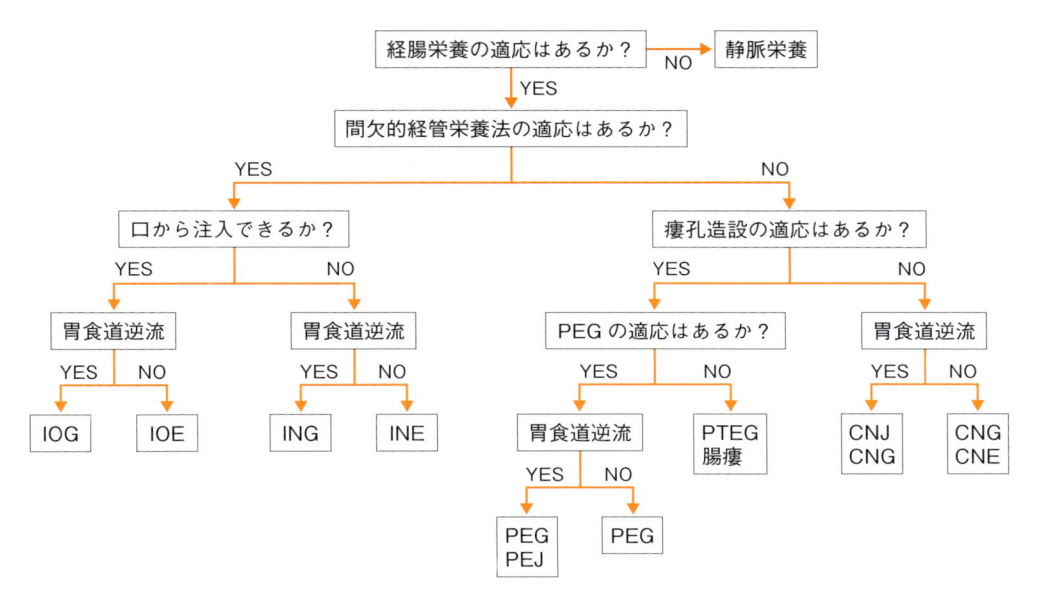

図1 ● 経腸栄養投与ルート選択のフローチャート（若林秀隆. In: PT・OT・STのためのリハビリテーション栄養. 東京: 医歯薬出版; 2010. p.44[2]）
IOG：Intermittent Oro-Gastric tube feeding（間欠的口腔胃経管栄養法）
IOE：Intermittent Oro-Esophageal tube feeding（間欠的口腔食道経管栄養法）
ING：Intermittent Naso-Gastric tube feeding（間欠的経鼻胃経管栄養法）
INE：Intermittent Naso-Esophageal tube feeding（間欠的経鼻食道経管栄養法）
PEG：Percutaneus Endoscopic Gastrostomy（経皮内視鏡的胃瘻造設術）
PEJ：Percutaneus Endoscopic Jejunostomy（経皮内視鏡的空腸瘻造設術）
PTEG：Percutaneus Trans-Esophageal Gastro-tubing（経皮経食道胃管挿入術）
CNJ：Continuous Naso-Jejunal tube feeding（持続的経鼻空腸経管栄養法）
CNG：Continuous Naso-Gastric tube feeding（持続的経鼻胃経管栄養法）
CNE：Continuous Naso-Esophageal tube feeding（持続的経鼻食道経管栄養法）

文献
1) 尾関保則, 加賀谷 斉, 田中貴志, 他. 高齢摂食・嚥下障害患者の静脈・経管栄養. 日本臨牀. 2010; 68 Suppl 3: 601-4.
2) 若林秀隆. PT・OT・STのためのリハビリテーション栄養. 東京: 医歯薬出版; 2010. p.44.
3) Groher ME. 倫理的側面. In: Groher & Craryの嚥下障害の臨床マネジメント（高橋浩二監訳）. 東京: 医歯薬出版; 2011. p.313-25.
4) 馬渡敏也. 廃用症候群のリハビリテーション栄養―廃用性の嚥下障害を中心に―. MB Med Reha. 2012; 143: 117-23.
5) 若林秀隆. 摂食・嚥下障害のリハビリテーション栄養の進め方. Geriat Med. 2010; 48: 1677-81.
6) 寺島秀夫, 只野惣介, 大河内信弘. 周術期を含め侵襲下におけるエネルギー投与に関する倫理的考えから～既存のエネルギー投与量算定法からの脱却～. 静脈経腸栄養. 2009; 24: 1027-43.
7) 若林秀隆. 誤嚥性肺炎. 若林秀隆, 他編. サルコペニアの摂食・嚥下障害. 東京: 医歯薬出版; 2012. p.126-30.

Q92 浸出液の多い褥瘡や熱傷の方のリハ栄養管理はどうしたらよいですか.

> **A92**　　　　　　　　　　　　　　　　　　　　　　　　　　　　　　吉村芳弘
>
> 脱水や電解質異常，生体の代謝異化亢進による蛋白分解，内因性エネルギーの亢進が生じる．十分な体液管理と蛋白質の補給とともに，侵襲時のエネルギーバランス，リハの強度に注意する．

　浸出液の多い褥瘡や熱傷ではまずは局所治療が優先されるが，二次的に引き起こされる可能性が高い廃用症候群や低栄養，脱水，電解質の喪失などに十分注意する．

　栄養アセスメントでは，身体測定に合わせて間接熱量測定を行うことが望ましい．浸出液の多い褥瘡や熱傷の急性期では，循環血漿量の減少や浮腫により体重や血清アルブミン値などによる一般的な栄養評価が困難になるためである．窒素バランスの算出も有用である．

　侵襲による異化期では主に筋蛋白が分解することで，侵襲に対する治癒反応へのエネルギーが供給される．この内因性エネルギーと，栄養療法として投与される外因性エネルギーによって生体のエネルギーが充足される．つまりどんなに体外から体内へ栄養としてのエネルギー蛋白を供給しても，筋蛋白の分解をゼロにすることはできない．ただ，不適切な栄養管理による飢餓状態では，より筋蛋白の分解が亢進するため，飢餓におちいらないような維持的な栄養管理が必要となる．逆に侵襲時に多くの外因性エネルギーを供給しても，筋蛋白の分解を抑制できないばかりか，むしろノルエピネフリン分泌が増加し，栄養ストレスとして骨格筋の蛋白分解を促進する可能性がある[1]．

　つまり，浸出液の多い褥瘡や熱傷では，脱水や電解質異常に注意しつつ，エネルギー蛋白の供給を必要十分にかつ過剰にならないように行うことが大事である．脱水や喪失した電解質の補正には，点滴が必要な場合もあるが，経口補水塩（ORS：oral rehydration sodium）の積極的な活用が優れている[2]．

　リハに関しては侵襲期の目標は機能改善ではなく機能維持である．異化期にはレジスタンストレーニングは基本的には控えるが，積極的な関節可動域訓練や体圧分散器具を用いたポジショニング，臥位では寝返り，座位では上肢によるプッシュアップや体幹のバランス訓練などを行い，廃用症候群の予防と局所の除圧能力の維持を図る．

　局所治療が奏効し浸出液が減少すると同化期へ移行する．同化期では筋蛋白合成が可能となるため，筋肉合成に必要な蛋白質，脂質，エネルギーを十分に投与する．計算上のエネルギー消費量しか投与しなければ，筋肉量を維持できても増やすことは困難であるため，機能改善を目的として積極的な栄養管理が求められる．エネルギー蓄積量として 200〜500 kcal/日を上乗せすることで，筋肉量増加に必要な栄養を満たすことができる．

　同化期のリハでは積極的なレジスタンストレーニングと動作訓練が必要となる．栄養管理だけで筋肉量を増やすことはできない．リハと栄養ケアを同時に行うことで初めて最大限の機能回復が期待できる．

文献
1) 寺島秀夫, 只野惣介, 大河内信弘, 他. 周術期を含め侵襲下におけるエネルギー投与に関する理論的考え方. 静脈経腸栄養 2009; 24: 1027-43.
2) 谷口英樹. すぐに役立つ経口補水療法ハンドブック. 東京: 日本医療企画; 2010.

Q93 入院中に急性感染症に罹患して隔離対策となった方へのリハ栄養で，注意すべき点はありますか．

A93
吉田貞夫

リハ中は，患者と職員の接触が濃厚で，集団感染につながるリスクが高い．リハを行う環境においても，感染対策はきわめて重要である．特にノロウイルスによる腸炎では，下痢が改善後も，2週間から1カ月，ウイルスの排泄が持続するので注意が必要である．低栄養は，患者の免疫能の低下を招くことにつながる．栄養管理は感染対策の一環としても重要である．

リハ中は，患者と職員がごく近い距離で長時間接触することも多く，患者と職員の間での院内感染のリスクが高い．職員がインフルエンザなどの感染症を発症した場合，複数の患者に感染が広がり，集団感染につながることもある．インフルエンザやノロウイルスなどでは，院内・施設内感染により，患者が死亡する事例も報告されている．職員の健康管理，手洗いなどの標準予防策の遵守，適切な患者隔離などが重要である．集団感染の防止のため，発症前の濃厚接触者の隔離を行う場合もある．濃厚接触者の隔離期間は，潜伏期間の2倍を目安にすることが多い．インフルエンザの場合では，高齢の濃厚接触者に対し，積極的に予防内服を行うことも必要である．

低栄養は，患者の免疫能低下につながる．低栄養の症例では，インフルエンザワクチン接種後の抗体価の上昇率が低いという報告もある[1]．また，免疫能低下から，感染症を繰り返し，抗菌薬を頻回に使用することにより，耐性菌の増加を招くことも深刻な問題である（図1）．

感染性胃腸炎の原因として重要なノロウイルスは，きわめて感染性が強く，飛沫感染のほか，乾燥すると空気感染によっても感染することが知られている．また，下痢などの症状が改善した後も，2週間から1カ月，ウイルスの排泄が持続するともいわれている．発症後は，少なくとも2週間，患者のオムツや衣類などに直接触れないよう注意が必要である．ビニール手袋やエプロンなどの防御具の着用を徹底する．ノロウイルスによる胃腸炎で特に問題となるのは，経腸栄養中の患者が嘔吐し，誤嚥した場合である．ノロウイルスによる胃腸炎を発症した患者は，症状が治まるまでの数日間，経腸栄養を一時中止し，点滴などで十分な水分を補充することが大切である．

経腸栄養中の患者でしばしば問題となるのが，クロストリジウム・ディフィシル（*C. difficile*）である[2]．*C. difficile* による腸炎は，難治性で，再燃，再発を繰り返すことも多い．また，ときに，腸閉塞や敗血症などにより，全身状態の悪化を招くことも少なくない．下痢を発症した患者では，早期に *C. difficile* の感染を疑い，便の検査を行うことが重要である．*C. difficile* は，芽胞を産生し，環境中でも長期間感染力を維持する．ベッド柵や手すり，ドアノブなど，患者の手が触れる場所（コンタクトポイント）は，次亜塩素酸などで定期的に清拭する．

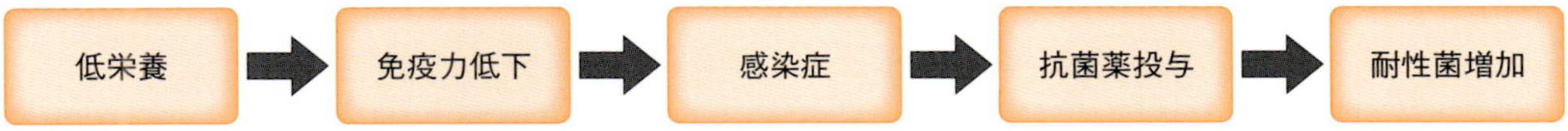

低栄養 → 免疫力低下 → 感染症 → 抗菌薬投与 → 耐性菌増加

図1 ● 低栄養による免疫能低下が引き起こす問題点

文献
1) Sagawa M, Kojimahara N, Otsuka N, et al. Immune response to influenza vaccine in the elderly: association with nutritional and physical status. Geriatr Gerontol Int. 2011; 11: 63-8.
2) 吉田貞夫．経腸栄養のトラブルシューティングと合併症対策．In: 吉田貞夫，編著．見てわかる 静脈栄養・PEGから経口摂取へ．東京: 学研メディカル秀潤社; 2011. p.66-82.

Q94 誤嚥性肺炎をくり返すため経静脈栄養のみとしましたが，肺炎は再発し，リハの中断が続いています．どう対処すればよいでしょうか．

A94
熊谷直子

誤嚥性肺炎は食物誤嚥や嘔吐，胃食道逆流によるものだけでなく，唾液や，咽頭分泌物の不顕性誤嚥によるものがある．発症要因を見極め，多職種によるリハ栄養アプローチを行う．

誤嚥性肺炎の発症要因を検証する（表1）[1, 2]．発症のタイミングや，吸引物，湿性咳嗽の有無，経管栄養投与中の口腔内からのにおいなど，ケア担当者と共に検証し，その要因に基づいた対策を行う．不顕性誤嚥の予防策，確認項目を以下にあげる．

①**姿勢**：食事中，食後は頭部挙上し，睡眠時や安静時の頸部後屈位の状態が続かぬよう工夫する．

②**口腔内細菌叢の改善**：口腔内の誤嚥内容物の細菌数の減少を図る．

③**胃食道逆流の予防**：腸管蠕動運動改善薬，頭部挙上姿勢，制酸薬の適切使用・中止，経管栄養方法の検討（栄養剤の投与速度や，半固形化，高濃度栄養剤使用，追加水投与方法，カテーテル留置部を十二指腸 Treitz 靱帯先へ留置）．

④**嚥下機能改善策**：摂食・嚥下リハ，呼吸・喀出能向上訓練，口腔ケア（substance P 分泌促進[3]），薬物療法〔嚥下反射や咳反射を惹起する substance P 分解酵素阻害薬（ACE 阻害薬など），カプサイシン，ドーパミン，アマンタジン，シロスタゾール，半夏厚朴湯，クエン酸モサプリドなどの使用〕．

⑤**不顕性誤嚥悪化要因の除去**：睡眠薬や鎮静剤など中枢神経系に作用する薬剤・唾液分泌を抑制する抗コリン作用薬剤の適正使用・中止．排痰体位ドレナージ．経管栄養カテーテル選択（径の細い経鼻カテーテル選択，胃ろうや間欠的経管栄養法への切り替えによる，咽頭の嚥下阻害除去）．

⑥**誤嚥＝肺炎にならない身体作り**：脱水予防，免疫能を保つため栄養状態の改善，呼吸状態の改善（慢性呼吸疾患の十分な治療，禁煙），肺炎球菌ワクチン接種．

表1● 誤嚥性肺炎（広義）の疾患概念（寺本信嗣．アンチ・エイジング医学．2012; 8: 569-79[1]；大類　孝．J Clin Rehabil. 2013; 22: 78-81[2]）

	通常の誤嚥性肺炎	誤嚥性肺障害：Mendelson 症候群など
発症要因	嚥下障害，不顕性誤嚥	嘔吐や胃内容物の大量誤嚥，顕性誤嚥
吸引物	口腔・鼻腔・咽頭分泌物	食物，胃液などの胃内容物
発症のタイミング	徐々に進行（数時間〜数日）	急激（数時間）
病態	細菌性肺炎（口腔内常在菌・気道定着菌）	胃液・ペプシンなど，酸（pH＜2.5）による化学性肺臓炎，低酸素血症
リスク因子	嚥下障害，胃食道逆流症，長期仰臥，経管栄養，加齢，下部食道括約筋機能低下	腹圧が上昇する疾患（高度肥満，妊婦），イレウス，幽門狭窄症，食道裂孔ヘルニア
治療	抗菌薬治療，口腔リハ，嚥下リハ	呼吸状態の安定化を主体とした治療
予後	肺炎と基礎疾患の重症度による	死亡率が高い（ARDS 発症すれば約 30％）

文献
1) 寺本信嗣．誤嚥性肺炎の予防と治療のサイエンス．アンチ・エイジング医学．2012; 8: 569-76.
2) 大類　孝．高齢者誤嚥性肺炎予防の新戦略．J Clin Rehabil. 2013; 22: 78-81.
3) Yoshina A, Ebihara M, Fuji H, et al. Daily oral care and risk factors for pneumonia among elderly nursing home patients. JAMA. 2001; 286: 2235-6.

Q95 高齢者の肥満（25≦BMI＜35）の患者も，若い人と同じように積極的に減量した方がよいのでしょうか．

> **A95** 熊谷直子
> 高齢者の肥満は，生活機能障害，それに伴う要介護に直結するリスクとなる．その減量適応と目標の設定は，個々の体組成，体内分布，生活自立度や社会的環境，併存疾患，生命予後を考慮し，慎重な対応が必要となる．

非高齢者における肥満は，生活習慣病や，動脈硬化症を初めとした心血管疾患，さらには生命予後において重要な危険因子として認識され，BMIと強い正の相関関係がある．内臓脂肪蓄積や肥満関連合併症があれば，医学的に減量が有効である．一方で，高齢者では軽度肥満のほうが長寿である，とする報告が散見される．非高齢者のその傾向は，65歳以上では軽減され，85歳以上では，BMIが増加しても死亡率の増加はみられなくなる[1]．高齢者におけるBMIと疾病発症や生命予後に関連する知見は，非高齢者ほど明瞭でなく，健康に至適なBMIの値も異なる．

一方で，高齢者肥満の臨床的意義としては，生命予後に大きく影響を及ぼさなくとも，生活機能障害，それに伴う要介護に直結するリスクとなる点が特徴的である．

図1は20年間63歳から99歳までの高齢者521例の予後調査成績である．過体重群が正常体重群ややせ群に比べ有意に生命予後は長いものの，歩行不能，寝たきりでの生存期間も延長している[2]．

また，高齢者肥満は，身体機能低下，姿勢保持，バランス機能，歩行障害をきたし，転倒リスク因子となる[3]．特に高度な肥満ほど転倒リスクは高く，転倒後のADL低下につながりやすい[4]．転倒に対する不安が，高齢者の身体活動やQOLを制限することからも，生活機能障害に直結する

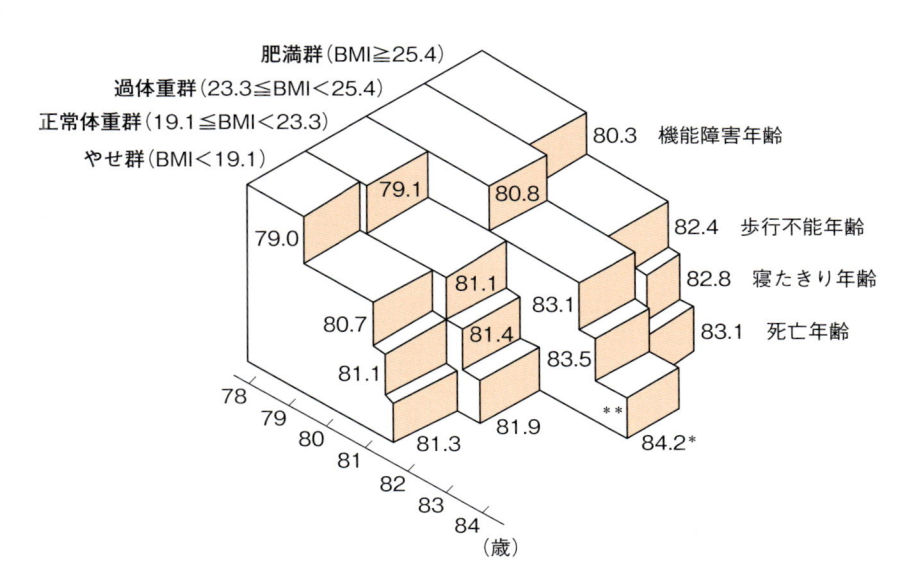

図1 ● 肥満度別の生命予後と日常生活動作（ADL）
（春山 勝，他．動脈硬化．1988; 15: 1619-24[2]）
*やせ群および正常体重群に対しP＜0.05，**やせ群に対しP＜0.05．
症例数：やせ群188，正常体重群250，過体重群54，肥満群29例．

因子としての影響は大きい．

　同時に，肥満は認知症のリスク因子となり，レプチンの過剰分泌，インスリン抵抗性や炎症，血管障害やホルモン異常などとの関連性が指摘されている．BMI と認知症の関連は，BMI 高値の場合だけでなく[5,6]，U 字カーブの関係にあるとの報告[7]もあり，一定の見解に至っていない．以上より，高齢者における肥満は，様々な生活機能障害と関連し，健康長寿を考える上で重要な因子となる．

　肥満の指標として BMI が一般的であるが，高齢者では「加齢に伴う身長の低下」がある．同時に，加齢とともに「内臓脂肪の蓄積」および「骨格筋量の減少」が同時に進行する体組成変化が特徴である．こういった身体組成の変化に伴い，高齢者ではインスリン抵抗性が上昇し，メタボリック症候群の有病率は加齢と共に増加していく．BMI がそれほど高くなくとも，内臓脂肪が蓄積している高齢者が多く，内臓脂肪量の過小評価となりやすい．そのため，非高齢者と同様に BMI という一元的な指標を適応してよいのかが課題となる．また，高齢者は，個々の加齢変化や身体機能の程度，炎症を伴う疾患の有無などにより，体組成や，体内分布の個人差が大きい．以上より高齢者の肥満には，非高齢者のそれと視点を変えた対策や考え方が必要となる．

　高齢者肥満に対する治療は，脂肪蓄積による過荷重や構造的に重大な健康障害がない限りは，食事制限のみでの減量によってもたらされる意義は小さく，骨格筋減少や骨密度，骨強度減少を招き[8]，逆に予後を悪化させかねない．また急性疾患に伴い体重減少がもたらされるようであれば，より綿密な栄養治療が求められる．高齢者の減量の有用性を示すエビデンスは十分ではない．

　高齢者肥満治療の目的は，健康寿命の維持，生活機能障害予防にある．治療の基本は食事療法と運動療法（日常生活活動の増大）である．治療適応と目標の設定は，体重や BMI の減量のみにとらわれ，身体活動や生活機能低下が進行することのないよう，個々の生活自立度や社会的環境，併存疾患，生命予後などから適応を考慮し，目標の確認を行っていく[9]．同時に，食事制限による意欲の低下，運動による心血管イベントや関節障害のリスクを念頭においた慎重なマネージメントが重要と考えられる．なおわが国の肥満治療ガイドラインでは 60 歳以上の外科療法は適応外とされている．

文献

1) Tamakoshi A, Yatsuya H, Lin Y, et al. JACC Study Group. BMI and all-cause mortality among Japanese older adults: findings from the Japan collaborative cohort study. Obesity (Silver Spring). 2010; 18: 362-9.
2) 春山　勝，堀内利信，中野博司，他．老年者の肥満と動脈硬化に関する検討（第 2 報）―肥満の経過よりの検討―．動脈硬化．1988; 15: 1619-24.
3) 荒木　厚，千葉優子．糖尿病．In：鳥羽研二，監修．高齢者の転倒予防ガイドライン．1 版．東京：メジカルビュー社；2012．p.68-72.
4) Himes CL, Reynolds SL. Effect of obesity on falls, injury, and disability. J Am Geriatr Soc. 2012; 60: 124-9.
5) Whitmer RA, Sidney S, Selby J, et al. Midlife cardiovascular risk factors and risk of dementia in late life. Neurology. 2005; 64: 277-81.
6) Whitmer RA. The epidemiology of adiposity and dementia. Curr Alzheimer Res. 2007; 4: 117-22.
7) Luchsinger JA, Patel B, Tang MX, et al. Measures of adiposity and dementia risk in elderly persons. Arch Neurol. 2007; 64: 392-8.
8) Bales CW, Buhr G. Is obesity bad for older persons? A systematic review of the pros and cons of weight reduction in later life. J Am Med Dir Assocn. 2008; 9: 302-12.
9) Han TS, Tajar A, Lean ME. Obesity and weight management in the elderly. Br Med Bull. 2011; 97: 169-96.

Q96 減量時のNPC/Nの設定と，その評価法の目安があったら教えてください．

A96　　熊谷直子

減量時の蛋白質設定は，NPC/Nやエネルギー比率より，年齢，併存疾患，身体活動といった因子を考慮し，体重（あるいは除脂肪体重）あたりの蛋白質量を優先して考え，モニタリングの中で補正していく．

肥満症の栄養療法として最優先されるのはエネルギー制限であるが，単独では，体脂肪が減量されると同時に，体蛋白（除脂肪体重）を失い，健康や生活活動を悪化させる契機となりかねない．体蛋白を保持し，体脂肪を減量するアプローチとして，運動療法（レジスタンストレーニング，有酸素運動）と並行し，エネルギー制限と十分な蛋白質補充による栄養療法が効果的である．

■ 減量時の蛋白質量設定

日本の肥満症治療ガイドラインでは，エネルギー1000〜1800 kcal，蛋白質は標準体重（kg）×1.0〜1.2 g/日：摂取エネルギーの15〜20％（うち動物性蛋白質比：45〜50％），炭水化物は摂取エネルギーの60％としている[1]．しかし近年，より蛋白質を増量（体重あたり1.0〜1.5 g/kg/日：摂取エネルギーの25〜35％）とすることで，減量効率が高く，除脂肪体重低下が抑制されたとの報告がある[2,3]．

生体はエネルギー不足や侵襲が加わると異化が生じ，窒素バランスは負に傾く．生体の重要な組織である体蛋白を保持しようと，先に糖質や脂質の異化を優先させ，体蛋白減少を抑える蛋白節約効果が働く[4]．NPC/N（non-protein calorie/nitrogen，非蛋白カロリー/窒素比）とは，体蛋白材料として摂取した蛋白量が，他のエネルギー基質（糖質＋脂質）をどれだけ摂取すれば，効率よく体蛋白として利用できるかを示す指標である[5]．

減量のためエネルギー制限を行うことにより，蛋白質利用効率は低下する．エネルギー不足を補償するために，摂取蛋白質だけでなく，体蛋白の主な格納場所である骨格筋蛋白をエネルギー源として分解し，筋肉量を低下させる．減量時の蛋白質目標設定として，ガイドラインにて推奨されるエネルギーとの比率（摂取エネルギーに対し15〜20％＝NPC/N 141〜100）を優先して目標設定すると，体蛋白の材料である蛋白質が絶対的に不足する可能性がある．たとえば，非侵襲下にある体重80 kg（BMI 30.0）の成人が，減量のため，1日のエネルギー1400 kcal，エネルギー比率15％（NPC/N142）として目標蛋白量を設定すると52.5 g（0.90 g/標準体重1 kg，0.65 g/現体重1 kg）となる．WHO/FAO/UNUにて示される"適度な身体活動と健康人の短期窒素バランスを維持するための蛋白質最小必要量" 0.8 g/kg/日[6]に満たない．蛋白質量設定は，除脂肪体重単位あたりの必要量が適切であり，現実的な算出としては，現体重あたりの蛋白必要量算出が勧められる[6]．さらに，「年齢」「併存疾患」「身体活動」といった因子を考慮する．例えば，加齢と共に同化抵抗を伴う．除脂肪体重や身体機能を維持するには，蛋白必要量は増大し，1.0〜1.5 g/kg/日の推奨値もある[7]．炎症を伴う疾患があれば，炎症による異化反応を相殺するために，より多くの蛋白質が必要となる．

蛋白質摂取量の上限は，処理する肝臓・腎臓の機能に依存する．臓器障害のない場合，一般にNPC/N下限値80といわれる[8]．非侵襲下での体蛋白合成効果が得られなくなる蛋白質量上限値は2.0 g/kg/日程度（エネルギー投与量30 kcal/kg/日）とされる[9]．蛋白質量目標設定後，以下

モニタリングの中で，補正を行っていく．

■ **評価（モニタリング項目）**

エネルギー不足を補償するために蛋白質摂取量を増加するリスクを考慮する．高蛋白食により，生体内（腎臓・肝臓）での窒素処理能を上回ると，腎機能や肝機能障害の傾向がみられるようになる．とりわけ，高齢者や腎機能低下症例，血圧上昇患者では腎機能の検査値の推移に留意する[10]．脂肪が燃焼される過程では，ケトン体が産生されるが，過剰な産生は消化器症状を伴い，ケトン体の尿中排泄時に尿酸と競合するため，尿酸が体内に溜まりやすくなる．水分を十分摂取しながら，尿酸値や尿中ケトン体の推移を追う．また，高蛋白食により動物由来の蛋白質を介した飽和脂肪酸の摂取増加が懸念され，心血管疾患予防のため，脂質代謝を確認する．

詳細な窒素バランスを把握する場合，指標として「尿中 CRE 排泄量」「尿中窒素量」がある．生体内の骨格筋量の静的指標として有用なのは，尿中 CRE 排泄量である．骨格筋量が減少してはじめて減少し，摂取エネルギーや窒素量の減少の影響を受けない[11]体重とは相関係数 0.918，除脂肪体重とは 0.878 と高い相関を示す．逆に，尿中窒素量は体重や全骨格筋量との相関性は高くないが，一方で，摂取窒素（蛋白質，アミノ酸）総量，体蛋白異化量の指標として相関がある[12]．したがって，短期窒素バランスの評価としては，尿中窒素量をモニタリングし，中〜長期的な窒素バランスを評価するのであれば，尿中 CRE 排泄量も合わせてモニタリングする意義がある．

文献

1) 日本肥満学会肥満症治療ガイドライン作成委員会．肥満症治療ガイドライン 2006．肥満研究．2006; 12: 1-91.
2) Wycherley TP, Moran LJ, Clifton PM, et al. Effects of energy-restricted high-protein, low-fat compared with standard-protein, low-fat diets: a meta-analysis of randomized controlled trials. Am J Clin Nutr. 2012; 96: 1281-98.
3) Santesso N, Akl EA, Bianchi M, et al. Effects of higher- versus lower-protein diets on health outcomes: a systematic review and meta-analysis. Eur J Clin Nutr. 2012; 66: 780-8.
4) Munro HN. Carbohydrate and fat as factors in protein utilization and metabolism. Br J Nutr. 1977; 38: 479-88.
5) Calloway DH, Spector H. Nitrogen utilization during caloric restriction. I. The effect of dietary fat content. J Nutr. 1955; 56: 533-44.
6) Institute of Medicine, Food and Nutrition Board Dietary Reference Intakes for Energy, Carbohydrate, Fiber, Fat, Fatty Acids, Cholesterol, Protein and Amino Acids. Washington DC: National Academy Press; 2002.
7) Morley JE, Argiles JM, Evans WJ, et al. Nutritional recommendations for the management of sarcopenia. J Am Med Dir Assoc. 2010; 11: 391-6.
8) Gottschlich N. Enteral nutrition in patients with burns or trauma. In: Rombear JL, Caldwell MD editors. Enteral and Tube Feeding. 2nd ed. Philadelphia: W.B. Saunders; 1990. p.308-9.
9) 田代亜彦, 眞島吉也, 山森秀夫, 他. 外科侵襲下における whole-bodyprotein turnover; ^{15}N glycine を用いた高カロリー輸液下での測定法. 外科と代謝・栄養. 1984; 18: 403-9.
10) Stroud M. Protein and the critically ill; Do we know what to give? Proc Nutr Soc. 2007; 66: 378-83.
11) Bowering J, Calloway DH, Margen S, et al. Dietary protein level and uric acid metabolism in normal man. J Nutr. 1970; 100: 249-61.
12) Calloway DH, Margen S. Variation in endogenous nitrogen excretion and dietary nitrogen utilization as determinants of human protein requirement. J Nutr. 1971; 101: 205-16.

Q97 回復期リハ病棟であるため，血液検査をなかなかオーダーしてくれません．血液検査以外にリハ栄養を評価する指標を教えてください．

A97　　　　　　　　　　　　　　　　　　　　　　　　　　　　　　　　　　　吉村芳弘
回復期リハ病棟ではすべての患者にリハ栄養評価が必須である．MNA®-SF などによるスクリーニングや，身体計測，エネルギー消費量などによるアセスメントに習熟する必要がある．

リハ栄養スクリーニングはすべての患者に行い，栄養障害の可能性がある患者を見落とさないことが重要である．MNA®-SF は 65 歳以上の高齢者の栄養スクリーニングに特化されたツールであり，エビデンスも豊富であり，何より簡便で優れている．MNA®-SF の評価項目に含有される，移動能力や急性疾患，精神的ストレス，神経・精神的問題は栄養状態と深く関連しており，これらに問題を認める患者では引き続きリハ栄養アセスメントが必要である．スクリーニングでは必ずしも血液検査を必要としない．

リハ栄養アセスメントのポイントは，栄養障害の有無，サルコペニア（広義）の有無，摂食・嚥下障害の有無，栄養管理が適切かどうか，今後の栄養状態の推移の予測，機能改善を目標としたリハが可能な栄養状態かどうか，を判断することである．

栄養障害の有無は身体計測と検査値で評価する．身体計測で重要であるのは体重もしくは BMI である．BMI 18.5 未満であればまずは栄養管理を優先し，リハは機能維持が望ましい．BMI 18.5 以上であれば栄養サポートとリハの併用ではじめて機能改善が見込まれる．BMI 22 以上であればリハ単独で十分と思われる．また体重減少率や通常体重比も必ずチェックする．

サルコペニアの評価として，臨床的には上腕周囲長（AC），上腕三頭筋皮下脂肪厚（TSF），下腿周囲長（CC）を評価する．AC と TSF から筋肉量の指標である上腕筋囲（AMC）と上腕筋面積（AMA）が算出される．いずれもメジャーとキャリパーで簡便に評価できる指標であるため，回復期リハ病棟のすべての職種が習熟すべきである．

全エネルギー消費量（TEE）は，基礎エネルギー消費量（BEE）に活動係数とストレス係数を乗じて算出できる．BEE は Harris-Benedict の式で推計されるが，これは簡易熱量計で測定した安静時エネルギー消費量（REE）と有意差がないという報告もある[2]．ただし BEE は推計値であること，2 つの係数は人為的操作により可変であることより，算出された TEE と実際の必要エネルギー量にはほとんどの場合で誤差が生じるということを忘れないでおく．誤差の修正のためには継続的なリハ栄養のモニタリングが必要である．TEE と実際に摂取されているエネルギー量の引き算で，現在のエネルギーバランスを考慮する．

機能改善を目的とした効果的なリハが可能であるのは，これらの栄養指標を用いて今後の栄養状態が維持もしくは改善と予測できる場合である．

文献
1) 若林秀隆. リハビリテーション栄養アセスメント. In: 若林秀隆, 編. リハビリテーション栄養ハンドブック. 1 版. 東京: 医歯薬出版; 2010. p.91-4.
2) 川上途行, 他. 脳卒中回復期患者経口摂取例における安静時エネルギー消費量. Jpn J Rehabil Med. 2011; 48: 623-7.

Q98 リハ栄養アセスメントとして身体測定を実施，評価する上で，注意しなければならない点はありますか．

> **A98** .... 熊谷直子
> 身体測定によるアセスメントは，「浮腫」「腹水」「胸水」「脱水」などの『体水分量の過不足の有無』を評価し，測定値を解釈する必要がある．身体測定値は経時的変化からの栄養状態の把握に非常に有用な指標となる．

　身体測定にて信頼性の高いアセスメントを行うため，まずは，「浮腫」や「腹水」「胸水」あるいは「脱水」などの『体水分量の過不足の有無』を評価したうえで，身体測定値を解釈する必要がある．水分量の過不足により，体重は変動し，同時に周囲長や上腕三頭筋皮下脂肪厚などの測定値の過大評価・過小評価の大きな影響因子となる．
　身体的所見を確認し，可能であれば血液・尿生化学検査と合わせ，評価を行う．

表1 ● 体水分量の過不足診断につながる所見

●脱水の診断につながる所見（文献1より改変）
1. 体重の減少
2. 循環血液量減少による所見
　　口渇，頻脈，血圧低下，起立性低血圧，頸静脈の虚脱，中心静脈圧低下，口腔粘膜・皮膚・腋窩の乾燥
3. 血液濃縮
　　ヘマトクリット値，血清総蛋白・アルブミン濃度の上昇，濃縮尿（尿浸透圧＞450 mOsm/kgH$_2$O，尿比重＞1.015）
4. 体液量保持の反応
　　レニン・アルドステロンの分泌亢進，尿量減少（＜30 mL/時）
　　尿Na濃度の低下（＜25 mEq/L），BUN/Cr比の上昇（腎血流が低下し，尿細管でのBUN再吸収が高まる）

●浮腫・胸水・腹水の予測につながる所見
　体重の増加，呼吸困難，腹部膨満，喘鳴，起坐呼吸など

【浮腫の背景疾患[2]】

圧痕状態	脛骨前面や仙骨，前頭骨などの骨が皮下にある部位を母指で圧迫（正確には1分程度）						
	圧痕性：圧痕が残る				非圧痕性：圧痕残らず速やかに回復		
圧痕の回復	約10秒間約5mmの深さで圧迫後，40秒以内に回復：fast edema　　40秒以上：slow edema						
	slow	fast	slow				
浮腫分布	全身性	全身性	局所or全身	全身性	局所性	局所or全身	
要因	毛細血管圧の上昇	低アルブミン血症	血管透過性の亢進	間質の浸透圧上昇とリンパ管閉塞		浮腫でない（腫脹）	
背景疾患	心不全・肺水腫・腎不全 静脈循環障害・閉塞（全身性/局所性） 飢餓後の栄養開始時 妊娠・月経前浮腫 薬剤性浮腫，特発性浮腫	産生低下（肝硬変，低栄養） 排泄増加（ネフローゼ蛋白漏出性胃腸炎） 消費亢進（炎症：侵襲・悪液質）	血管炎 炎症 アレルギー 血管性浮腫 熱傷	甲状腺機能低下症	悪性リンパ腫 悪性腫瘍 リンパ節転移 リンパ節郭清 手術後 フィラリア症	血腫 炎症性細胞浸潤 腫瘍 臓器腫大	

脱水や浮腫の診断に有用な身体的所見や検査指標について，表 1[1,2] に示す．高齢者は，加齢とともに除脂肪体重が減少し，相対的に水分をほとんど含まない体脂肪が増加するため，細胞内水分貯蓄が少なく，容易に脱水に陥りやすい．一方で，体水分過剰状態は，隠れた疾患をみつける契機となりやすく，病態変化や，進行度などが把握されることが多い．

　体重変動が予測される状況と乖離する場合は，体水分量に影響を及ぼす可能性のある薬剤などの使用歴などをふまえ，評価を行う．多職種からの情報収集が重要となる．

　身体測定は，経時的変化からの栄養状態の把握に有用である．半減期 21 日間の血清アルブミン値よりは早い段階で変化の検出が可能である．各計測値の経時的評価は局所 1 項目のみの結果で解釈せず，総合的に全身の栄養状態を評価する．直接対象者に触れるため，皮膚状態や口腔状態などの身体的所見を同時に確認することができ，重要なアセスメントの機会となる．

文献
1) 木村玄次郎．脱水．In 杉本恒明，小俣政男，水野美邦，編．内科学．8 版．東京：朝倉書店；2003．p.202-4.
2) 古谷伸之．診察を極める！Dr. 古谷のあすなろ塾 浮腫を極める！．月刊レジデント．2008；1：5-10.

Q99 食事の時は義歯を装着していますが，日常生活やリハ実施時は義歯をつけていなくても支障ありませんか．

A99 金久弥生

義歯は歯牙欠損に伴う審美性や咀嚼障害・構音の明瞭性を補うだけでなく，咬合保持による姿勢の維持安定や転倒防止効果の報告もある．したがって，覚醒時・リハ実施時に未装着の場合には支障があると考える．

　義歯とは歯牙欠損を補うための装置である．上下顎すべての歯牙を喪失した場合の装置を全部床義歯（図1），一部の歯牙欠損を補う場合の装置を部分床義歯（図2）と呼び，いずれも取り外しが可能である．また，咀嚼，摂食・嚥下，発話といった顎口腔機能の回復，口腔周囲筋の保持，咬合支持による姿勢の維持や転倒防止など様々な意義をもつ装置[1]として QOL に大きく関与し，日常生活に欠かせない道具の1つでもある．

　残存歯数19本以下で義歯を装着していない者は，転倒事故を起こした者が多かった[2]．咬合の喪失が身体機能に及ぼす影響についても研究が行われている．歯根膜や咬筋の筋紡錘といった深部知覚は身体平衡に関与しており[3]，咬合を喪失したもので重心動揺が増すといった報告[4]もあることから，義歯装着による咬合の安定が身体機能の維持・改善につながる可能性も考えられる．すなわち，日常生活上はもちろんリハ実施時に義歯装着がなされていない場合，身体の重心動揺により姿勢バランスが崩れるとともに転倒リスクが増加するため，覚醒時はできるだけ義歯を装着しておくことが望ましい．

　義歯は人工歯の摩耗や顎堤の吸収などによって咬合状態や適合状態の変化が生じたり，支持歯の脱落によって部分床義歯が装着できなくなったり，床の部分にヒビが入ったり，割れたりすることがある．ヒビや割れてしまった部分での怪我や誤飲事故のリスクマネジメントとして，本人に自覚がなくても，歯科医師・歯科衛生士による定期的な評価やメンテナンスを受けておく必要がある．

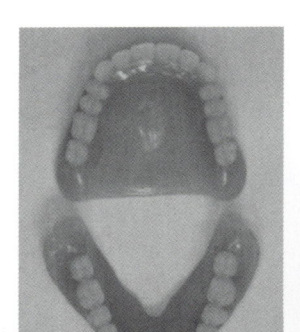

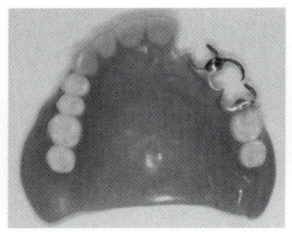

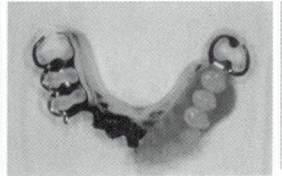

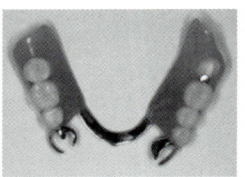

図1 ● 総義歯　　　図2 ● 部分床義歯

文献
1) 上田貴之, 櫻井 薫. 歯科補綴学からみた特徴とその診療方法. In: 下山和弘, 他編. 高齢者歯科診療ガイドブック. 東京: 財団法人口腔保健協会; 2010. p.90-102.
2) Yamamoto T, Kondo K, Misawa J, et al. Dental status and incident falls among older Japanese: a prospective cohort study. BMJ Open. 2012; 2: e001262.
3) Gangloff P, Louis JP, Perrin PP. Dental occlusion modifies gazes and posture stabilization in human subjects. Neurosci Lett. 2000; 293: 203-6.
4) 森川英彦. 高齢者における咬合の維持・回復が身体のバランス能に及ぼす影響に関する疫学的研究. 広島大学歯学雑誌. 2007; 39: 24-36.

Q100 高度栄養障害患者に対して栄養療法を開始する場合，注意すべき点はありますか．

A100
熊谷直子

高度栄養障害患者への栄養管理開始時は，リフィーディング症候群の発症リスクを評価し，予防的に栄養補給を行う．開始後，急速に進行する電解質や糖の代謝異常，意識障害などを認めたら，その発症を念頭に対応する．

高度な低栄養状態にある際，栄養管理開始時は，リフィーディング症候群（refeeding syndrome）の発症リスクを念頭におき，栄養補給を行う．これは，慢性的な栄養不良状態に対して，急激な栄養補給によって発症する一連の代謝異常症の総称であり，その全容を図1[1]に示す．経静脈栄養での報告例が多く，不可逆的な症状や，死亡例も報告される．

高度低栄養状態にある場合，急な栄養補給を行うと，グルコースやアミノ酸がインスリン分泌を増やし，グルコースと共にリン，カリウム，マグネシウムなどが細胞内に取り込まれる．ビタミン

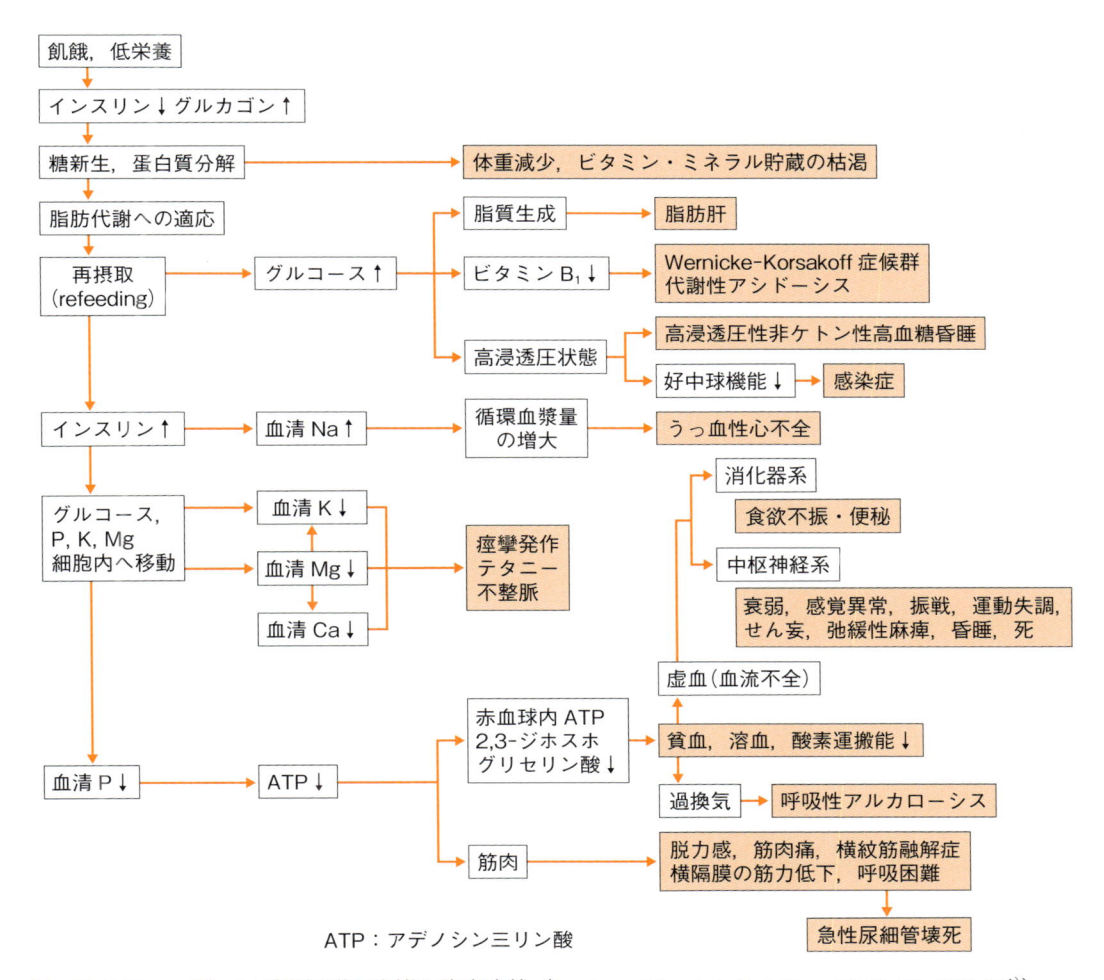

ATP：アデノシン三リン酸

図1 ● リフィーディング症候群の病態と臨床症状（Boateng AA, et al. Nutrition. 2010; 26: 156-67[1]）

Ⅲ．実践編　131

表1 ● リフィーディング症候群のハイリスク患者の選択基準（National Institute for Health and Clinical Excellence. Clinical Guideline 32. Issue date: February 2006[4]）

○次の項目の1つ以上を満たす患者
・BMI が 16 kg/m² 未満
・意図しない体重減少が過去 3〜6 カ月で 15% を超える
・10 日間以上の栄養摂取がわずかであるか，もしくは，まったくなし
・栄養投与を開始する前の血清 K，P，Mg のいずれかが低値である

○次の 2 つ以上の項目を満たす患者
・BMI が 18.5 未満
・意図しない体重減少が過去 3〜6 カ月で 10% を超える
・5 日間以上の栄養摂取がわずかである　もしくは，まったくなし
・アルコール依存症，またはインスリン，抗癌剤，制酸薬，利尿薬投薬患者

【血清 K・P・Mg・Ca 代謝機能のチェック】

【栄養投与開始前】
・ビタミン B₁ 200〜300mg/ 日経口摂取
　 or ビタミン B 含有製剤 1〜2 錠　3 回 / 日
　 or 経静脈的ビタミンの投与
・マルチビタミン，微量元素を毎日摂取

【栄養投与開始】
・10kcal/kg/ 日で開始．4〜7 日で緩徐に増量
　 or 現体重に対する必要エネルギー量の 50% 以下
　 or 20kcal/kg/ 日からの開始
　※重度の高リスク患者
　 （BMI＜14 or 2 週間以上ほとんど栄養摂取のない状態）
　 → 5kcal/kg/ 日からの開始

・水分補給を慎重に開始．下記補充と補正を実施
　 K⁺：　　　 2〜4mmol/kg/ 日
　 PO₄：0.3〜0.6mmol/kg/ 日
　 Mg²⁺：　　 0.2mmol/kg/ 日　　静注
　　　 or 0.4mmol/kg/ 日　　経口投与

【栄養投与開始後】
・バイタルサイン確認
　心電図モニターによる 24 時間不整脈チェック
・連日の血清 K・P・Mg・Ca，血糖，水分出納チェック
　 （投与開始後 2 週間，その後も適宜継続）

図2 ● ハイリスク患者に対する栄養治療方法
（National Institute for Health and Clinical Excellence. Clinical Guideline 32. Issue date: February 2006[4]；Dewar H, et al. In: Todorovic VE, et al, editors. A Pocket Guide to Clinical Nutrition. 2nd ed. Birmingham: British Dietetic Association; 2001[5] より改変）

B₁ やリンは栄養補給開始後 24〜72 時間以内に急激に低下する[2]．リン欠乏によって ATP 合成が行えず，ATP を利用する臓器が障害される．電解質異常は栄養投与開始後 2〜3 日以内，循環器系合併症は 7 日以内に，せん妄・神経症状はそれ以降に出現する[3]．

　発症予防には，リスク患者の同定が重要である．栄養摂取歴，飲酒歴，体重変動，病歴，薬歴を確認する．同時に，血清電解質・微量元素，バイタル，循環血液量を含め，総合的に評価する（表1）．予防的栄養治療は，ビタミン・微量元素・電解質の補充・補正を行い，モニターしながら，7〜10 日で必要栄養量を目指す漸進的エネルギー補充を図る．経静脈栄養では特に注意を要し，可能であれば，経腸栄養や経口が望ましい．具体的治療法に関する詳細は，図2[4,5] をご覧頂きたい．

文献

1) Boateng AA, Sriram K, Meguid MM, et al. Nutrition refeeding syndrome: Treatment considerations based on collective analysis of literature case reports.Nutrition. 2010; 26: 156-67.
2) 早田邦康, 櫻林郁之介. 低栄養患者における栄養療法の注意点—ミネラル不足を中心に. Medical Technology. 2006; 34: 1277-81.
3) Crook MA, Hally V, Panteli JV. The importance of the refeeding syndrome. Nutrition. 2001; 17: 632-7.
4) National Institute for Health and Clinical Excellence. Nutrition support in adults: oral nutrition support, enteral tube feeding and parenteral nutrition. Clinical Guideline 32. Issue date: February 2006. http://www.nice.org.uk/nicemedia/pdf/CG032NICEguideline.pdf
5) Dewar H, Horvath R. Refeeding syndrome. In: Todorovic VE, Micklewright A, editors. A Pocket Guide to Clinical Nutrition. 2nd ed. Birmingham: British Dietetic Association; 2001.

索引

あ行

悪液質	4, 5, 7, 15, 58, 68, 88, 90, 114
握力	5
アテトーゼ型	93
アルブミン	67
アンチエイジング	35
異化期	14
維持期	101
胃食道逆流	107
一次性サルコペニア	27, 31
イレウス	110
インスリン抵抗性	65, 80
インスリン分泌能低下	80
うつ状態	100
運動器症候群	53
運動療法	56
エイコサペンタエン酸	58, 114
栄養	27
栄養剤	86, 87
栄養モニタリング	101
エネルギー消費量	23
エネルギー蓄積量	21
エネルギー必要量	21, 77
嚥下障害	38, 41, 77

か行

外因性エネルギー	7, 97, 120
回復期リハ病棟	3, 54, 108, 116, 127
回復期リハビリテーション病棟協会管理栄養士10箇条	71
隔離対策	121
下肢切断	69
下腿周囲長	30
活動	27
活動係数	21
カリウム	64
カルシウム	64
加齢	27
カロリー制限	35
がん	88, 90
簡易栄養状態評価法	16
間欠的経管栄養法	118
肝硬変	84
感染対策	121
飢餓	4, 6, 7, 68
機械的イレウス	110
気管切開	106
義歯	130
機能訓練	86, 87
機能訓練室	85
虚弱	25
拒食	92
筋緊張	55
筋トレ	104
筋肉の質	50
筋量低下	29
筋力低下	29
グリセミックインデックス	80
クロストリジウム・ディフィシル	121
経鼻経管栄養	118
抗炎症作用	56
口腔衛生	44
口腔機能	44
抗ヒスタミン薬	99
高齢者肥満	123
誤嚥性肺炎	95, 97, 107, 118, 122
呼吸筋	39, 112
呼吸筋トレーニング	40
骨格筋指数	29
骨粗鬆症	34, 53
コミュニケーション	10

さ行

サルコペニア	27, 29, 31, 53, 112
サルコペニア肥満	17, 36
歯科医師	73
歯科衛生士	73
持久力低下	46
疾患	27
脂肪蓄積期	14
シャトルウォーキングテスト	47
重度心身障害者	60, 92, 93
周辺症状	94
主観的包括的評価	16
障害・傷害期	14
小脳梗塞	99
小脳出血	99
食事単位	117
褥瘡	120
食欲低下	88
腎機能低下	105
人工呼吸管理	39, 112
人工鼻	106
侵襲	4, 5, 7, 14, 68
身体機能低下	29
身体測定	128
ストレス係数	21
前悪液質	15
全身持久力低下	47
早期経口摂取	115
ソモジー効果	117

た行

大腿骨近位部骨折	41, 63
ダイナペニア	27
脱水	128
蛋白質	102
蛋白必要量	22
地域一体型NST	116
窒素バランス	22, 82
知的障害	59
腸閉塞	110
低栄養	68, 76
デミスパン	70
電解質異常	64
転換期	14, 101
同化期	14, 101

糖尿病	80, 117

な行

内因性エネルギー	7, 97, 120
ナトリウム	64
二次性サルコペニア	27, 31
日本静脈経腸栄養学会	11
日本リハ栄養研究会	11
尿中クレアチニン	82
認知症	94, 118, 124
熱傷	120
脳血管疾患	62
脳性麻痺	55
脳卒中	62, 100
ノロウイルス	121

は行

廃用症候群	61
半固形化栄養	108
ビタミンD	33
肥満	17, 18, 123
肥満症	17, 125
肥満パラドックス	18
不応性悪液質	15, 91
不感蒸泄	106
不顕性誤嚥	95
浮腫	128
不随意運動	55
フレイルティ	25
プレハビリテーション	52
分岐鎖アミノ酸	32, 102, 108, 114
偏食	92

ま行

末梢静脈栄養	115, 118
麻痺性イレウス	111
慢性腎臓病	79, 105
慢性閉塞性肺疾患	39
ミオペニア	28
メッツ	23, 24

や行

薬剤	83
有酸素運動	104

ら行

リハ栄養	2
リハ栄養回診	9
リハ栄養カンファレンス	73
リハ栄養評価	2
リハNST	9
リフィーディング症候群	64, 131
レジスタンストレーニング	12, 31, 102, 108, 115
ロイシン	32, 102
老嚥	41, 42
ロコモティブシンドローム	53
6分間歩行テスト	47

B

BCAA	32, 108, 114

C

C. difficile	121
cachexia	15
CKD	79, 105
CKDステージ	79
CONUT	82
COPD	39, 112, 114

E

EAT-10	116
EPA	58
ERAS	51
ESSENSE	51

F

frailty	25

H

Harris-Benedictの式	21

I

ICUAW	48

M

Mendelson症候群	95, 107
MNA®	16
MNA®-SF	127
muscle quality	50

N

NPC/N	22, 125
NST	72

O

obesity paradox	18
OT	8, 72

P

Parkinson病	55
pre-cachexia	15
prehabilitation	52
presbyphagia	41, 42
PSD	100
PT	8, 72

R

refeeding syndrome	131
refractory cachexia	15, 91

S

sarcopenic dysphagia	38
sarcopenic obesity	17, 36
SGA	16
SMI	29
ST	8

編著者略歴

若(わか)林(ばやし) 秀(ひで)隆(たか)

1995 年	横浜市立大学医学部卒業
1995 年	日本赤十字社医療センター内科研修医
1997 年	横浜市立大学医学部附属病院リハビリテーション科
1998 年	横浜市総合リハビリテーションセンターリハビリテーション科
2000 年	横浜市立脳血管医療センターリハビリテーション科
2003 年	済生会横浜市南部病院リハビリテーション科医長
2008 年	横浜市立大学附属市民総合医療センターリハビリテーション科助教

Email　noventurenoglory@gmail.com
リハビリテーション栄養・サルコペニアブログ　http://rehabnutrition.blogspot.jp/
日本リハビリテーション栄養研究会　https://sites.google.com/site/rehabnutrition/

リハビリテーション栄養(えいよう) Q&A　ⓒ

発　行	2013 年 10 月 5 日　　初版 1 刷
編著者	若 林 秀 隆
発行者	株式会社　中外医学社
	代表取締役　青 木　滋

〒162-0805　東京都新宿区矢来町 62
電　話　03-3268-2701(代)
振替口座　00190-1-98814 番

印刷・製本／横山印刷(株)　　　　　　　〈MS・HU〉
ISBN978-4-498-06714-1　　　　　　　　Printed in Japan

JCOPY　〈(社)出版者著作権管理機構 委託出版物〉

本書の無断複写は著作権法上での例外を除き禁じられています．複写される場合は，そのつど事前に，(社)出版者著作権管理機構（電話 03-3513-6969, FAX 03-3513-6979, e-mail: info@jcopy.or.jp）の許諾を得てください．